Fabián Ciarlotti

Ayurveda y Astrología

Los secretos de los astros
según la sabiduría hindú

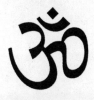

Ayurveda y Astrología
es editado por
EDICIONES LEA S.A.
Charcas 5066 C1425BOD
Ciudad de Buenos Aires, Argentina.
E-mail: info@edicioneslea.com
Web: www.edicioneslea.com

ISBN 978-987-634-099-1

Impreso en Argentina.
Primera edición, 3000 ejemplares.
Esta edición se terminó de imprimir en
Diciembre de 2008 en Printing Books.

Ciarlotti, Fabián
   Ayurveda y astrología : los secretos de los astros según la
sabiduría hindú . - 1a ed. - Buenos Aires : Ediciones Lea, 2008.
   160 p. , 22x14 cm.   (Alternativas; 31)

   ISBN 978-987-634-099-1

   1. Ayurveda. 2. Medicina Alternativa. I. Título
   CDD 615.53

Fabián Ciarlotti

Ayurveda y Astrología

Los secretos de los astros según la sabiduría hindú

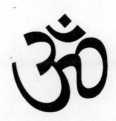

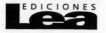

EDICIONES Lea

Dedicado al Akasha

INTRODUCCIÓN

La existencia es tan vasta que solo el silencio puede expresarla.
Las preguntas supremas no tienen respuesta.

Vivekananda

La Astrología Védica, conocida como *Jyotisha Shastra*, tiene su origen en la India hace más de 3000 años. Se cree que fue revelada en estado meditativo por sabios *rishis,* al igual que sucedió con el Ayurveda, el Bhagavad Gita, el Ramayana y los Vedas.

Jyotisha Shastra es uno de los seis *Vedangas* (*angas* significa "miembros"), que pertenece a una de las más antiguas y sagradas escrituras hindúes, los Vedas ("Conocimiento"). Ayurveda, por su parte, es uno de los anexos secundarios o *Upaveda* de los Vedas.

Ahora bien: ¿Qué significa *Jyotisha Shastra*? *Jyotish, Jyotisha* o *Jyotisham,* significa "Luz"; por su parte, *Shastra* quiere decir "Ciencia". Por lo tanto, podemos concluir que uno de los significados de este *Vedanga* es "Ciencia de la Luz".

Cuando hablamos de la luz, es preciso entender a la oscuridad: la oscuridad es la base, puesto que siempre está. Es decir, no es necesario llevar a cabo ninguna acción para obtener oscuridad, ya que es una propiedad del elemento Espacio. Por el contrario, la Luz es el despertar, el vivir y sentir, el intelecto, el Sol, el calor y las galaxias... *Jyotish,* entonces, es el ojo de los Vedas.

Pero, ¿a qué nos referimos cuando hablamos de Espacio? Para los Vedas el *Akasha* (Espacio) es el primer elemento que hace que nazcan los demás elementos. Sin él no existiría nada capaz de expresarse. Espacio es también libertad, ya que cuanto más espacio uno tiene, más libre puede ser. El Universo, el Cosmos y nosotros mismos, existimos gracias a que existe el elemento Espacio donde es posible la manifestación de nuestra existencia.

Akash, *Akasha*, *Akasham*, Éter o Espacio, no es otra cosa que el infinito en donde se conserva la información y los registros akáshicos de miles y miles de millones de años, informaciones cuánticas vibracionales de karmas, samskaras o impresiones, arquetipos, almas, tendencias o *vasanas*, ruedas de nacimiento y muerte. A estas existencias que vagan por el Espacio, debemos agregarles las frecuencias inventadas por el ser humano: radio, televisión, celulares, Internet, controles remotos de toda clase, microondas... todas estas ondas están viajando a través del espacio ininterrumpida y eternamente.

Dijimos que el Universo sólo es posible porque hay Espacio. Pues bien, etimológicamente "Universo" significa "convertido en uno". Esta palabra proviene del latín *universus*, compuesta por *unus* (uno) y *versus*, participio pasado de *vertere* ("girar", "hacer girar", "convertir"). En español, entonces, entendemos que la palabra "Universo" define al conjunto de todas las cosas. Un dato más con respecto a esta palabra: *Universitas* tenía en latín el sentido de "comunidad", "gremio" o "colectividad de personas que tienen algo en común" y este nombre pasó a designar en varias lenguas a los colegios de altos estudios.

Pero volvamos al Universo, es decir, a la unidad de lo diverso.

Siempre me interesé por este Espacio en donde es posible la manifestación del ser humano. Por ese motivo, durante años complementé mis estudios de Ayurveda con clases, libros, cursos y charlas de astronomía y astrología. La Asociación Amigos de la Astronomía, Casa XI, los profesores Eugenio Carutti y Sergio Barreiro fueron algunos de los lugares y personas que me ayudaron en ese camino. También en la India encontré de dónde abrevar: las Universidades de Kerala, Puna y Jamnagar, así como el contacto con gurús, maestros, profesores y videntes, dieron como resultado este libro que te encuentras leyendo. De todo el conocimiento que adquirí en mis estudios pude certificar que el Espacio define nuestra existencia: el propio Elemento de cada uno de nosotros puede ser incrementado o mermado según cómo estaba el cielo en el momento de nacer.

Dos formas de estudiar el Cielo

Como contara en *Ayurveda y Metafísica,* el macrocosmos se corresponde con el microcosmos; nuestra salud depende del equilibrio entre ambos y el Ayurveda puede ser comprendido como el puente o camino entre los cosmos, ya que incluye a la naturaleza y sus ciclos astrológicos. Podemos encontrar en el átomo del microcosmos la analogía y correspondencia con el Sistema Solar, el núcleo del átomo simulando el Sol y sus electrones girando alrededor u orbitando simulando los planetas. Del mismo modo, podemos entender que el sistema solar es un organismo vivo que pulsa.

El gran Pandit Shriram Sharma Acharya (Gurudev) reza en su libro *Extrasensory Potentials of the Minds*: "anu me vibhu", esto es, "el universo entero existe sutilmente en cada célula". Gurudev es el fundador y líder espiritual de la Universidad de Shanti Kunj Haridward, India, universidad en la cual estuvimos representando a nuestra Universidad Maimónides y con la cual llegamos a un convenio de intercambio y colaboración. Gracias a ese acuerdo, nuestros egresados pueden viajar a perfeccionarse allí.

En la India se recurre con frecuencia a *Jyotish*. La razón es simple: en ella se mezcla y entrelaza la religión con los mitos y las creencias. Además, es en ese país donde existen la mayor cantidad de astrólogos del mundo, y donde la Astrología es estudiada como carrera universitaria. En la Astrología Védica existen mitos, arquetipos, símbolos y leyendas que pueden verse de diversos modos, de acuerdo a cada observador.

La relación con la naturaleza es una de las causas que iniciaron el estudio de los astros, como una vía para que el hombre fuera capaz de pronosticar y predecir cataclismos, erupciones, terremotos, y tormentas. Así, tanto en la India como en muchas otras civilizaciones, existe el dios de la lluvia, de la Tierra, del cielo, del Sol, de cada planeta, y muchas otras deidades como representación de los elementos del Universo.

Cuando nos referimos al estudio de los astros, podemos hablar desde un sistema heliocéntrico, propio de la Astronomía, en donde el Sol se considera el centro; o desde un sistema geocéntrico, perteneciente a la Astrología, que coloca a la Tierra en ese sitial.

Existen claras diferencias entre una y otra ciencia. Según el diccionario, "Astronomía" viene de la raíz griega *astron*, que significa "estrella" y *nomos*, cuyo significado es "normas". La Astronomía se ocupa principalmente de las leyes que rigen los movimientos de los astros, ya sean estrellas, planetas y asteroides. Antiguamente era conocido como Uranometría, un término proveniente de *Urano* ("cielo") y *metría* ("medición").

La Astrología, por su parte, es el estudio de la influencia de esos astros sobre la vida terrestre. Es mucho más poética la definición que alguna vez escuché en una de sus clases al Master de Casa XI, Eugenio Carutti: "la Astrología es la música de las esferas", a lo que agregó: "no es un saber, sino un *ver*, un *percibir*". En definitiva, la música, al igual que los astros, habla por medio de la vibración, la resonancia, la sintonía, los acordes, la frecuencia y la armonía.

La Astrología Védica

Físicamente, la ley del Universo del macrocosmos es la de la gravedad. Esto se traduce de manera muy sencilla: los planetas se atraen e influencian unos a otros.

Si bien en la Astrología se utiliza el sistema geocéntrico, esto no supone la creencia de que la Tierra sea efectivamente el centro del Universo, sino un marco de referencia convencional. Como la Astrología trata de la influencia astral sobre personas, el sistema a utilizar para Occidente es el geocéntrico (en realidad debería llamarse homocéntrico: lugar y tiempo exacto del nacimiento de cada uno). Tanto la astrología occidental, como una parte de la hindú utilizan el sistema geocéntrico y, más precisamente, el lugar y hora de nacimiento como centro de todo.

Existen algunas diferencias entre la Astrología de Occidente y la que se estudia en la India:

- Los planetas, los Signos, las Casas, los Tránsitos y los Aspectos, son usados en la astrología védica así como en la astrología occidental. Los planetas y los Signos tienen un significado similar, pero no son exactamente los mismos.

- Las Casas son similares en sus interpretaciones, pero se diferencian en términos de cálculo.

- Existen muchos métodos astrológicos de medición en la Astrología Védica, con dos ramas principales. Una de ellas es similar a la utilizada en Occidente, pero la otra posee una diferencia en los aspectos planetarios usados, con un sistema de interpretación y una manera de calcular diferentes.

Además, la astrología védica *Jyotisha*, *Jyotish* o *Jyotisham*, contempla tres grandes aspectos:

- *Samhita*, el estudio astrológico de los asuntos de las grandes colectividades, como naciones, grupos étnicos, cambios de gobierno, guerras, predicciones atmosféricas, terremotos, tendencias del mercado, y otros.

- *Siddhanta*, que trata de los aspectos matemáticos y astronómicos de *Jyotisham*.

- *Hora* (se debe leer *gjora* y significa "tiempo", al igual que *Kala*), donde se estudia por un lado el aspecto natal o *jataka* y por otro la parte horaria, diaria o *muhurta*, que ocupa también las fechas propicias. *Hora* se utiliza para seleccionar el tiempo propicio para realizar la celebración de matrimonios o la concepción de un hijo, así como también para llevar a cabo ceremonias, construir el hogar, abrir un negocio, firmar un contrato, realizar un viaje o comenzar una campaña militar, entre muchas otras aplicaciones. Incluye la astrología natal, el Karma y la reencarnación. Algunos utilizan como sinónimos a *Jyotisha* y *Hora*. *Hora Shastra*, entonces, puede entenderse como la "Ciencia del Tiempo" y es igualmente dominada como *Kala Vidya*, o "Conocimiento del Tiempo". El gran dios del tiempo, el deva *Maha Kala*, no es otro que *Mahadeva Shiva*.

Jyotish es la representación matemática de todo el desarrollo secuencial de la creación. A través de él, los expertos en esta ciencia, llamados *Jyotishis*, practican el arte de predecir las tendencias y eventos futuros. Esto lo define claramente *Maharishi Patanjali*, quien hace más de 2000 años reveló que el objetivo principal de esta ciencia es evitar los peligros antes de que surjan. Lo que sería lo mismo que decir nuestro viejo refrán: "Más vale prevenir que curar".

Jyotish puede brindar salud a la vida instruyendo a la persona a estar en armonía con el macrocosmos. El Ayurveda coloca a la persona en su entendimiento del microcosmos, de manera que ambas interactúan entre sí en forma holística, es decir, total. A lo largo de este libro descubriremos cómo funciona esta simbiosis.

La Astrología sigue la Ley de Analogía de Paracelso (*signaturas* o analogías, que veremos luego) y la Ley del Principio de *Correspondencia*, de Hermes: "Así como es el macrocosmos, es el microcosmos; así como es arriba, es abajo".

Como vimos, nuestro macrocosmos es el Sistema Solar con sus planetas orbitando el Sol. Esto se corresponde y es análogo con nuestro microcosmos, que es el átomo con sus electrones orbitando el núcleo. Pero en ninguno de los cosmos todo concluye con esa estructura básica:

- En el *macrocosmos* se habla de múltiples dimensiones y una fisiología oculta vibracional que algunos llaman *teoría de las cuerdas*.

- En el *microcosmos*, el átomo que se consideraba el final de todo (*a*: "sin"; *tomo*: "división", "corte"), demostró contener dentro al electrón, al protón, al neutrón, y finalmente, dentro de estos, a los *cuantos*.

No es fácil explicar qué son los *cuantos*. Puede decirse, incluso, que son y no son, son onda y partícula a la vez, están y no están, los vemos e inmediatamente no los vemos, así como podemos verlos en dos lados a la vez. Es decir, en su estructura inicial son totalmente impredecibles, ya que son estructura (partícula-materia) y a la vez no la son (onda-energía). El *cuanto* toma partículas de la nada, se hace partícula y al instante se vuelve nada. Esto implica que la base de todo es una probabilidad o tendencia de que ocurra o suceda algo, siempre dependiendo de quién lo vea, así como del ángulo de enfoque. Puede suceder que una persona lo ve como partícula mientras que, al mismo tiempo, otra no lo vea. Como dijimos antes, *todo depende del observador*.

Todos y todo actuamos vibrando a diferentes ciclos y frecuencias. Aquellas que sean iguales entre sí, resonarán y se influenciarán. Ya sean planetas, olores, notas musicales, mantras, rocas o mandalas, todo puede influenciarse entre sí y esta es la razón por la cual todo puede curar. Esto explica la interrelación energética entre el uso de plantas medicinales, los planetas y las enfermedades, relación que estudiaremos en profundidad más adelante.

La Ley de Analogía

Para la Astro Medicina, la salud es la armonía con las leyes cósmicas. No se trata de nada nuevo: en el siglo V antes de Cristo, el griego Hipócrates vinculaba elementos con planetas y plantas; pero tiempo después, Galeno (siglo II a.C.), quitó del estudio de la medicina todo lo no material del cuerpo, es decir, todo lo que no sea anatomía y fisiología. Desde entonces, la medicina actual ve todo desde lo físico, lo mensurable o tangible. Lentamente, la "otra" medicina se transformó en complementaria, alternativa, esotérica, oculta, e incluso en "cosa de brujas".

Fue el suizo Paracelso (1494-1541) quien retomó el camino de la metafísica y estableció lo que se conoce como "Ley de Analogía". "Analogía" es un término que proviene del griego *ana*, que significa "reiteración", "comparación", "formación", "de nuevo" y "sobre"; y *logos,* cuyo significado es "razón". De esta forma, cuando hablamos de analogía estamos refiriéndonos a una comparación o relación entre varias razones o conceptos.

¿Cómo funciona esta ley en la medicina?, por medio de las signaturas. Por ejemplo, la rama de la consuelda está como pegada a su tronco... y la consuelda sirve para tonificar y unir los huesos; la pulmonaria se llama así porque parece que tuviera alvéolos pulmonares... y sirve para las patologías pulmonares; del mismo modo, todas las semillas resultan beneficiosas para incrementar la fertilidad. Al igual que las plantas, también los planetas y los colores actúan por analogía o signaturas, estos signos característicos de la naturaleza. La signatura de Marte es rojo ergo influye en lo rojo: la sangre, el hígado, las pasiones, la ira, el calor y la competencia.

El karma

Los *rishis* o sabios videntes eran en su mayoría *yogis* (en realidad se escribiría así) que dedicaban su vida enteramente a la meditación y a las prácticas espirituales. De estos profundos estados meditativos surgió en forma de revelación toda la ciencia de la Astrología y del Ayurveda (medicina hindú que significa *Conocimiento de Vida*). Ambas tienen como base las escrituras de los Vedas y, por lo tanto, están íntimamente relacionadas, al igual que el Yoga.

Asombrosamente, los sabios rishis conocieron principios de astronomía muy avanzados miles de años antes de la invención del telescopio. Por ejemplo, sabían que la Tierra y los planetas giran alrededor del Sol, y podían calcular la posición y órbitas de los cuerpos celestes con gran precisión.

La astrología védica *Jyotisham* es de naturaleza espiritual y pretende ayudar a comprender el karma personal con el objetivo de poder corregirlo. Para entender *Jyotisha*, vamos a repasar primero qué es el karma.

El karma ("acción") es el principio o ley universal de acción y su reacción o consecuencia. Según la religión hindú, el karma es la ley fundamental del universo; de alguna manera puede entenderse como una generalización de la ley de la causa y efecto, aplicado a todos los ámbitos o planos de la existencia. Traducido más sencillamente: "Todo lo que hacemos nos será devuelto". Todos nosotros somos capaces de controlar la acción, pero no tenemos la posibilidad de controlar el resultado de esa acción. De hecho, el resultado final está sujeto a las leyes kármicas, tanto de quien lo emite como de quien lo recibe.

El científico inglés Isaac Newton (1643-1727) aseguraba que toda acción genera una reacción en sentido opuesto y de igual fuerza. De acuerdo con esta idea, nuestras acciones y pensamientos producirían karma y este karma se iría acumulando, de manera que "cosecharemos lo que sembramos", como había dicho muchos años antes Jesús.

En cada reencarnación, transportamos el karma producido en esta vida y en las vidas anteriores. Si bien no nos predetermina absolutamente, el karma nos condiciona y se refleja en nuestras tendencias e impresiones (*vasanas* y *samskaras*).

Así, dentro de esta forma de pensar, karma y libre albedrío pueden convivir, limitándose unos a otros. Nuestras acciones pueden reducir o aumentar el karma, dando como resultado más o menos posibilidades a nuestros deseos de libertad. En cada reencarnación, *Jyotisham* informa del karma pasado, del mismo modo que lo hace con las mayores o menores posibilidades que tenemos en la actual vida de acumular o eliminar karma. Por ese motivo, *Jyotisham* es de gran ayuda al hindú en su camino de perfeccionamiento espiritual, para ser capaz de mejorar en cada vida y, finalmente, salir de la rueda de reencarnaciones.

Cuando nacemos, no lo hacemos por casualidad en cualquier lugar y momento, sino que será en aquel correspondiente de acuerdo a nuestro karma pasado, donde continuamos lo que dejamos pendiente.

Cada acción que llevamos a cabo surge a partir del pensamiento, o de lo que en sánscrito se conoce como la creación de un pensamiento, es decir, la atención e intención (*sankalpa*) que generará un fruto que tarde o temprano cosecharemos.

Hay mucho para explicar acerca del karma. En primer lugar, el resultado de nuestra acción es llamado *karma phalam* (*phala*: "fruto") y tendrá frutos positivos llamados *punyam*. Y la mala acción generará frutos negativos o *papam*; a la vez los frutos de esas acciones pueden ser mediatos o inmediatos

Según el *punyam*, una persona obtiene un lugar en el *Akasha* o Espacio hasta que se agote su *punyam* acumulado, tras lo cual regresa a la Tierra en otra reencarnación.

Debemos dividir Karma en tres partes para comprenderlo con mayor facilidad:

• Karma *sanchita* sería el depósito (ya sea *punyam* o *papam*, bueno o malo), que no tiene comienzo.

• Karma *prarabda,* el que traemos de vidas pasadas y que nos asignará nuestra familia, el país que nacemos, nuestras *vasanas* y *samskaras* (tendencias e impresiones).

• Karma *agami,* es el que estamos fabricando ahora, para ésta y otra vida, que pasará a llamarse entonces *prarabda. Prarabda* y *agami* van juntas y luego se depositan en *sanchita.*

Al reencarnar, cada ser humano trae algo de lo que dejó en *sanchita*, que se transforma en *prarabda*, y que lo llevará a hacer *agami*. Esto (que parece un trabalenguas pero se comprende si es leído con tranquilidad) se repetirá sucesivamente en las distintas vidas.

Los Vedas declaran que los planetas y las estrellas son los instrumentos mediante los cuales el karma actúa. Analizando su posición en el momento del nacimiento, podemos comprender cual es nuestro *prarabda* karma.

A través del *agami* karma, el karma que generamos en esta vida, podemos corregir nuestro karma pasado (*prarabda*) y generar un nuevo destino. Es aquí donde tenemos el libre albedrío de elegir en cuál dirección orientamos nuestra vida y sembramos nuestro futuro.

Ni los sabios, videntes o gurús escapan al karma. Ellos están sujetos al karma *katancia*, el karma superior. De todas maneras, las personas que comienzan a elevarse espiritualmente son capaces de escapar a los condicionamientos planetarios. De hecho, la vida de los santos y grandes maestros espirituales está más allá de las influencias astrales.

Dharma y Karma

Existen también karmas de familias, pueblos, ciudades y de nuestro planeta en sí mismo.

Los rishis védicos comprendieron la vida humana en cuatro aspectos u objetivos llamados *Purushartas,* los cuales se analizan en una carta natal. Ellos son *Dharma, Artha, Kama* y *Moksha.*

Dharma

Dharma significa "Ley Divina". Está relacionado con el deber o responsabilidad principal en la vida, así como con la conciencia ética y moral, reconociendo el deber y la justicia en cada situación y actuando en consecuencia. Cada uno de nosotros, de acuerdo a nuestro karma previo, tenemos una tarea que hacer en esta vida, una responsabilidad o deber de servicio que será nuestra forma de purificación para evolucionar y progresar espiritualmente.

Dharma es la acción correcta que no genera karma, la acción sin búsqueda ni espera del resultado (es decir, con desapego o *vairagya*). Cumpliendo el propio deber sin apego al resultado, saldamos las deudas kármicas previas sin generar nuevas.

Desde que nos levantamos por la mañana comenzamos a elegir. Y lo hacemos constantemente a lo largo del día. Elegir tiene que ver con la libertad, pero la libertad puede ser usada, abusada o mal usada. Es necesario elegir y en eso no hay elección. No podemos elegir no elegir, ya que al hacerlo estoy eligiendo; es por eso que existen leyes para poder vivir en libertad sin perjudicar ni molestar al prójimo.

No podemos "no elegir". De manera que, para elegir, debemos hacerlo desde el *Dharma*, sobre la base de valores apropiados. Para los Vedas, nuestra vida no debería estar condicionada por el *raga/dvesha* (dupla atracción/aversión) sino por el *Dharma*, la acción correcta posible gracias al intelecto (*buddhi*), discernimiento (*viveka*) y desapego (*vairagya*).

Dharma son también las leyes universales biológicas, fisiológicas, mentales, y hasta las leyes de la gravedad. La ley del *Dharma* es a la vez una escala de valores éticos; al cultivar, por ejemplo, *ahimsa* (no violencia), es una matriz de norma de conducta con mi sentido de lo apropiado e inapropiado (discernimiento o *viveka* hindú). Los valores del *dharma* son universales pero no absolutos, y dependen del contexto, la época, la situación y el lugar, entre otros factores.

Existe el *dharma* universal, el *dharma* de una raza o pueblo, y el *dharma* personal. Además, podríamos decir que *Dharma* y karma son las "dos caras de la misma moneda".

Artha

Hay un objetivo a realizar: el *purusharta* que se asienta en *Artha* o "prosperidad", la necesidad de mantener el cuerpo físico y sus necesidades materiales.

Prosperidad económica, trabajo, profesión, carrera, posesión o carencias de comida, hogar y bienes materiales son considerados y analizados. Desde ya, la prosperidad siempre alcanzada a través de la acción correcta (*dharma*).

Kama

Kama refiere a los deseos y placeres (recordemos, sino, al famoso *Kamasutra*). Se relaciona con la capacidad de disfrutar de los goces de la vida, la vida afectiva y sexual, el arte y la belleza, así como con la capacidad de obtener los objetos deseados.

Moksha

Moksha es la liberación o iluminación, que es la meta de la vida y el propósito de la existencia misma, considerado el aspecto más importante. Quedan atrás los otros tres *purushartas* para llegar al verdadero y supremo objetivo *Moksha*. Consiste en la liberación definitiva del sufrimiento a través de la realización de nuestra naturaleza divina y eterna, y la fusión de la individualidad con la conciencia cósmica, o Dios. De esa manera, se rompe el círculo del karma llamado *samsara* que, entre otros significados, es "rueda de nacimientos y muertes", para permanecer en la infinita conciencia de unidad y dicha.

Por supuesto, resulta muy difícil comprender lo ilimitado para la mente limitada y mucho más difícil expresar con palabras lo que sería para cada uno de nosotros *permanecer en la infinita conciencia de unidad y dicha,* como dijimos más arriba. Podemos decir que se trata de "en Dios", "la sopa cuántica", "el prana cósmico", "el espíritu", o "lo absoluto". Sin embargo, aún si continuáramos eligiendo nombres, tampoco podríamos comprender exactamente de qué se trata.

La Vedanta (*Veda*: "conocimiento"; *anta*: "parte final") es la esencia de los Vedas, su mensaje final más profundo y revelador, tal cual expresara en mi libro *Yoga y Vedanta*.

Pues bien, la Vedanta llega al *Moksha* a través del Auto-Conocimiento o *Atma Bodha*.

El Yoga llega al *Samadhi* a través del *Raja o Ashtanga Yoga*

El budismo llega al Nirvana a través del *Dhammapada* (o *Dharmapada*, "el camino de la rectitud"). En el fondo, *Moksha*, *Samadhi*, Nirvana, Liberación, Iluminación, Buda, salir de la rueda del *Samsara*... es todo más o menos lo mismo.

Los planetas

De acuerdo a los Vedas, los planetas o *grahas* son los instrumentos mediante los cuales opera la ley del Karma.

Antes de antes, cuando no había relojes de ningún tipo ni calendarios, el Sol y los *grahas* indicaban la venida e influencia de las estaciones, por lo tanto marcaban el tiempo. En Occidente y en su honor, los días de la semana son los nombres de los planetas de nuestro cosmos. En inglés, resuenan mejor los nombres del fin de semana, sobre todo el acá llamado "Domingo", que es el día del Sol, en inglés "Sunday"; y sábado, el día de Saturno, conocido en ese idioma como "Saturday".

En sánscrito, *grahas* significa "que agarra o que atrapa", en referencia a la gravedad de los planetas. Ya sean rocosos o gaseosos, los *grahas* no tienen luz propia, a diferencia de las estrellas como nuestro Sol que sí la tiene e ilumina a los demás. En realidad, nuestro Sol es una estrella mediana, lo que ocurre es que es la más cercana a nuestro Planeta.

La astrología védica clásica no toma en cuenta a los planetas llamados "externos", es decir, a Urano, Neptuno y Plutón, pero sí utiliza a *Rahu* y *Ketu*, que si bien no son planetas, son centros energéticos. De esta manera se constituyen los *nava grahas*, los nueve planetas.

La ubicación de los planetas, incluido Plutón, es la siguiente:

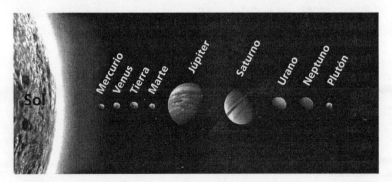

En el esquema vemos que a nuestro querido Sol o *Surya* le siguen los *grahas* internos Mercurio y Venus; luego aparece la Tierra con la Luna que, si bien no es un planeta, es considerada como tal por su tamaño en relación a la Tierra y por su influencia sobre ella; cuando se cruza la prolongación media del horizonte terrestre con la eclíptica u órbita de la Luna, se forman los chakras energéticos *Rahu* y *Ketu*. Finalmente tenemos los *grahas* externos: Marte, Júpiter, Saturno, Urano, Neptuno, y Plutón. Los rocosos internos Mercurio, Venus, Tierra, Luna y Marte son los más viejos; acumularon tanto polvo y roca que se hicieron sólidos. Plutón es sólido, pues está compuesto por gas congelado.

Como dijimos, *Rahu* y *Ketu* no son planetas sino dos centros o chakras pránicos gigantes, producidos por el choque energético entre la órbita o eclíptica de la Luna cuando se encuentra con la de la Tierra. Para la astrología védica, es importante a nivel espiritual y tiene que ver entre otras cosas con las sombras inconscientes, el karma y los conflictos sin resolver provenientes de vidas previas. Ya volveremos a ellos más adelante.

Cada planeta tiene una correspondiente frecuencia vibratoria, color, elemento sutil, forma geométrica, e incluso una personalidad, con atracciones y repulsiones, amistades y enemistades, fortalezas y debilidades. Estamos influenciados por una combinación específica de planetas y muchas veces nos inclinan con sus características, atracciones, repulsiones, conducta y personalidad.

Es en esta comprensión en lo que se basa la ciencia de *Jyotisha*.

El texto *Brihat Parashara* relata poéticamente cómo cada planeta tiene su propia conciencia, su propia vibración, su propia energía y su propio ser.

Más allá de su enorme masa física y fuerza gravitacional, los astros son enormes campos de energía sutil, psíquica y espiritual, y es en este nivel que tenemos que comprender sus efectos.

Es interesante que, de acuerdo a estudios de la astronomía moderna sobre la formación de los planetas, haya solo ciertos puntos en el Sistema Solar donde la materia puede condensarse suficientemente para formar planetas. Se trata de puntos de intersección entre las fuerzas energéticas gravitacionales del Sol con las fuerzas exteriores del movimiento del polvo estelar, gases y partículas. En estos puntos es donde esta materia se comienza a juntar girando y se forma el planeta. Por lo tanto, parece que no es tanto la masa física del planeta lo que causa sus efectos energéticos, sino más bien la fuerza generada en estos puntos astronómicos.

La principal búsqueda en los planetas es el agua, ya que al haber agua hay posibilidad de vida. No es el oxígeno (O_2) lo que más necesitan, ya que existen muchas formas de vida anaeróbicas, es decir, que no necesitan O_2. En el prana, por ejemplo, hay otros gases que no son O_2, ya que el prana también contiene formas de vida anaeróbicas.

Los cinco miembros

Panchanga es el nombre de las efemérides védicas y significa literalmente "cinco miembros". Pero, antes de continuar, veamos qué significa efemérides.

La palabra proviene del latín *ephemerides* ("de un día") y tiene distintas acepciones en el diccionario:

1. Es un comentario en que se refieren los hechos de cada día.

2. Sucesos notables ocurridos en la fecha en que se está o de la que se trata, pero en años anteriores.

3. Astronomía: Libro en que se anotan anualmente las coordenadas de los planetas y de las estrellas fijas, respecto a la Eclíptica y al Ecuador, así como los eclipses, distancias lunares, ecuaciones de tiempo y otros elementos necesarios para los cálculos puramente astronómicos y para los marinos de situación.

Panchanga proporciona cinco diferentes formas de analizar y dividir un día o un período de tiempo en particular. Los cinco miembros pachanga son:

1. Wara: día, los planetas regentes de cada día de la semana.

2. Tithi: día lunar.

3. Karana: medio día lunar.

4. Yoga: uniones energéticas.

5. Nakshatras: constelaciones lunares, este es el anexo o miembro (*anga*) más importante en la *Jyotisha*, por lo que ampliaremos luego.

Los períodos y tránsitos (*dashas gochara*) planetarios nos permiten saber en qué momento de la vida se podrán manifestar las diferentes situaciones y tendencias kármicas y períodos favorables o desfavorables para los diferentes aspectos de la vida.

Merced a los remedios astrológicos o *upayes*, existen técnicas para ayudar a neutralizar o suavizar las influencias kármicas negativas y potenciar las positivas. Entre ellas están los mantras o recitaciones, los sonidos, los *yantras* (diagramas geométricos y numéricos), las *yajnas* y *pujas* (ofrendas con fuego y rituales), el *ratna* o uso de gemas y metales apropiados, *dana* o donaciones, y también el uso de ciertas hierbas y alimentos, además de la meditación y el Yoga.

Alcances de la Astrología Védica

La astrología médica se aplica junto a los principios del Ayurveda para analizar la constitución física individual, así como tipos de tratamientos y momentos favorables o desfavorables.

Para el *Jyotish,* es muy importante también la compatibilidad de relaciones o *Kuta*. Se trata de un análisis de compatibilidad astrológica para entender las afinidades o dificultades de pareja, o en relaciones de amistad, trabajo u otras. En la India, así como en otros países de Oriente, las parejas suelen decidirse teniendo en cuenta este asesoramiento astrológico.

Las doce Casas o *Bhavas* son los escenarios de la vida. Esto significa cómo uno puede actuar en su trabajo, como padre, hijo, amante, o amigo… es decir, los escenarios de nuestra vida van cambiando. La Casa, además, se puede asociar en distintos grupos, como veremos luego.

Existe también una suerte de sub-horóscopo llamado *Dvadasamsas*, que refleja la situación general que vivió esa persona en la vida pasada y que influye en su vida actual. Recordemos que en la India se cree firmemente en la reencarnación y que en Occidente recién estamos comenzando a contemplar esa posibilidad.

Como vimos, *Muhurta* es la fecha auspiciosa para elegir el momento astrológicamente favorable para comenzar una actividad importante (por ejemplo, inauguraciones, iniciaciones, ceremonias, matrimonios, cambio de trabajo, viajes, compra o venta de objetos importantes, mudanzas, etc.). Toda actividad tendrá la energía del momento en que se comienza, y ese momento debería estar en amistad con las posiciones planetarias de la persona que la inicia.

De la Carta Natal o *Rashi Chakra* (literalmente "círculo" o "rueda de los Signos"), se desprende el análisis del karma, los *samskaras*, las tendencias personales y las predicciones, a partir de la posición planetaria en el momento del nacimiento. Permite entender las tendencias espirituales previas y la forma principal de avance espiritual en esta vida; también descubre los talentos creativos, así como las dificultades o conflictos a resolver; del mismo modo, brinda respuestas sobre las relaciones familiares y maritales, los hijos, la carrera, la vocación y la situación económica, la constitución física, la salud y las zonas del cuerpo más débiles o propensas a enfermedades.

Otra característica *Jotysh* es el *prashna* o preguntas, sería contestar una pregunta o duda importante a través del análisis planetario del momento de la pregunta. Una duda o incertidumbre puede existir en la mente por mucho tiempo, pero en el momento que uno la exterioriza, es decir, en el momento en que uno la dice o escribe al astrólogo, surge como un nacimiento, algo que estaba gestándose y en un momento sale a la luz.

El *prashna* está basado en el principio de que nada ocurre por casualidad, sino que hay una coexistencia de innumerables aspectos de la naturaleza, fenómeno al cual luego Jung llamó "sincronicidad". En otras palabras, no es de casualidad que salgan tales o cuales cartas en el Tarot, o determinadas piedras en las Runas, o tal cosa en el I Ching. Existe una sincronización entre nuestro microcosmos o mundo personal, y el macrocosmos en su totalidad.

Sincronicidad es la existencia simultánea de dos acontecimientos relacionados de manera significativa pero no fortuita, existiendo una colaboración entre las dos personas o actos. Estos hechos ya operaban desde el universo. Cuanto más nos conectemos con la naturaleza y el universo, más experimentamos ese fenómeno. Detrás de toda forma existe una fisiología e inteligencia cuántica que forma la sincronía, la intuición y la clarividencia.

Nada ocurre en este mundo material o mental que no esté relacionado con una posición determinada de los planetas. No es por casualidad o accidente que uno hace una pregunta en un momento dado, se dan ciertas circunstancias, se encuentra con alguien...

Doshas y astros

Cuando pensé en escribir este libro, tuve muy claro que no quería hacer un tratado ayurvédico ni astrológico, sino un intento de explicar la relación existente entre los *doshas* (biotipos) y los astros. Por ese motivo, a lo largo del libro aparecerán algunos nombres en sánscrito, pero sólo los que realmente son importantes, a fin de facilitar la comprensión de un tema muy amplio y profundo. El objetivo del libro no es otro que el de viajar por los planetas, estudiar algunos aspectos de los biotipos ayurvédicos y su relación con el macrocosmos, entender de qué hablamos cuando nos referimos al Karma, los Signos, las Casas y la Carta Natal; conocer algunas características de los ascendentes, los planetas y otros aspectos de la Astrología y el Ayurveda en una forma entretenida y de fácil comprensión. Por ese motivo, si al final de la lectura consideras que el resultado fue bueno, serán bienvenidas las relecturas, los comentarios, las recomendaciones, e incluso el regalo del libro a alguna persona que también sienta deseos de conocer más acerca de este maravilloso mundo.

Tras estas palabras de introducción, es hora de viajar al macrocosmos, salir de nuestra atmósfera y ver qué sucede allá afuera, donde los astros y los doshas se relacionan para influir sobre nuestras vidas.

El significado de las palabras

Vale una aclaración: cada palabra en sánscrito puede significar muchas cosas, inclusive aparentemente contradictorias entre sí. Por ejemplo, *ayana* significa entre otras cosas "viaje", "que existe", "expansión o expandir", "el refugio", "eterno, sin final", "solsticio", "estación del año", "control", "aumento", "rejuvenecimiento", y otros.

CAPÍTULO I

El cosmos

La libertad es el valor supremo, le sigue el amor.
Por eso quien ama la libertad, tiene miedo al amor.

Osho

Es muy sabio el *sutra* ("máxima" o "aforismo") que abre este capítulo. En realidad, Osho aclara que quien ama la libertad le tiene temor al amor con apego, pues el amor sin apego (a lo que sea y a quien sea) es el verdadero valor supremo que a la vez da libertad. No esperar nada, no demandar nada.

En definitiva, el amor es en el presente, no es para el futuro ni a causa del pasado. El espacio es libertad y a su vez la libertad da espacio, donde hay espacio hay lugar; por eso, una de las definiciones que más me gusta de la educación es "educar es tomar una mente vacía... y abrirla".

¿Otro lindo sutra, no? Lo que dice es que no se educa para llenar la mente de datos innecesarios, sino para que todo fluya, para que la mente permanezca abierta y así puedan entrar siempre nuevos conocimientos y experiencias.

Ahora que nos pusimos de acuerdo con respecto al amor y a la educación, vamos a comenzar a comprender de qué hablamos cuando hablamos de Cosmos.

Los pitagóricos fueron los primeros en el uso metafórico del término *Kosmo* (Cosmos) para designar al mundo. El significado original de *kosmo* es "orden" o "correcta disposición", que es lo que percibieron los pitagóricos en el universo y la naturaleza, tal vez en contraposición del vacío, es decir, el *caos* existente originador de todo. En teología el término puede ser usado para denotar la creación del Universo sin incluir a Dios. En el ámbito de la filosofía, el uso de Cosmos, Universo y Lo Absoluto, es empleado como sinónimo de todo lo que existe, incluyendo lo que se ha descubierto y lo que no, todo a su vez dentro del elemento Espacio.

Si tomamos su inicio a partir del Big Bang hace 15.000.000.000 de años o 15 *eones*, vemos que fue el *Akasha* o Espacio lo que primero se creó, comenzó a crecer y aún hoy continúa su expansión, permitiendo que el Cosmos se instale en él. Por eso se reconoce al Akasha como primer elemento védico, pues antes del Espacio existía ese "no-espacio" del cual suelen hablar los científicos.

Hay muchas teorías para responder al interrogante acerca de hasta cuándo se expandirá el Espacio. Lo cierto es que, por ahora, no sólo se expande sino que cada vez lo hace más rápido. Por el principio de correspondencia, si el macrocosmos se está expandiendo significa que nuestro microcosmos también. Podemos decir que, en la actualidad, todo nuestro planeta es un gran país, todo afecta a todos y las mentes están mucho más abiertas, con conciencia global y en expansión.

Lo que parecía vacío, ahora está lleno de energía cósmica, algo que el Ayurveda, el Yoga y la astrología *Jyotish* llaman prana y a veces también Shakti. El prana es la esencia que está detrás de todas las energías (luz, sonidos, electricidad, energía gravitacional, entre otras), detrás del oxígeno que respiramos y detrás de las proteínas o alimentos que ingerimos. Prana es muy sutil, es la "energía de la energía", es la información vibracional cuántica para que exista energía.

Para el Ayurveda, el prana rajásico (la "*j*" en sánscrito se pronuncia "*sh*", léase *rashásico*, luego veremos qué es) es el que irrumpe pasando de un estado inmanifiesto a uno manifiesto por medio del Big Bang. Así es como siguió el proceso:

- El *Espacio* se crea y comienza a expandirse creando así el *Aire*, que es el espacio en movimiento. Este movimiento produjo fricción y a través de éste se generó el calor.

- Partículas de calor y energía se unieron para producir luz intensa y luego *Fuego*.

- Algunos elementos etéreos se disolvieron y licuaron lo que originó el *Agua*, que al solidificarse formó la *Tierra*.

El resultado, como podrán apreciar, son los cinco grandes elementos o *pancha maha bhuta* de los Vedas, con su representación corporal y cada uno con un órgano de los sentidos. Los cinco grandes elementos no están formados por nadie y a la vez forman todas las otras cosas. Desde este punto de vista, todos y todo está formado por la combinación de esos cinco elementos.

La astrología occidental difiere, en primer lugar, en considerar cuatro elementos, ya que al Espacio lo da ya por hecho, lo cual es bastante lógico también. Además, varían el orden de los restantes: en el Big Bang el que irrumpe es el Fuego (primer elemento) que por un lado se solidifica y da la Tierra (segundo elemento); por su movimiento en la Tierra, el Fuego genera Viento, que es el tercer elemento y es cálido, a diferencia del Ayurveda que lo considera frío; recién entonces aparece el cuarto elemento, Agua, como una mezcla alquímica de los otros tres. Así como de un elemento deriva el otro, de un Signo va a derivar el otro subsiguiente también. Como dice Carutti, "después de Aries y su energía vibratoria, no puede venir otro signo que no sea Tauro". Tauro deriva de Aries así como éste derivó de Piscis. Es la misma energía en círculo, transformándose.

Pero volvamos a la Astrología Védica y, sobre todo, a los orígenes del Cosmos.

Junto al Big Bang aparece el *bija* (semilla) mantra "AUM"[1] (se pronuncia "OM", ya que en sánscrito al unirse "AU" se pronuncia "O"). Algunos sostienen que el "AUM" produjo la explosión, de manera que el sonido precede al espacio. Lo cierto es que el *Akasha* se expande produciendo el mismo sonido "ommmm". Entonces, en la pronunciación "om", la "o" sería la explosión y la "m" la expansión. El hecho es que el mantra "AUM" quedó en el Espacio como una vibración de tan infinita intensidad y rapidez, que prácticamente puede considerarse como que está en reposo, latente y, más que oído, sentido. Desde entonces, cuando nosotros

---

1   A propósito, "AUM" también es la abreviatura del centro Ayurveda de la Universidad Maimónides (www.maimonides.edu), cuya dirección comparto con Alfredo Lauría, quien fuera y es mi maestro y amigo personal. Además, nuestro logo es un mandala abierto (relacionado) resonando con el cosmos.

recitamos y resuena internamente el "AUM", vibra en sintonía con el espacio y la creación·

El mandala

La palabra "mandala" significa "círculo" en sánscrito, y como toda palabra sánscrita también tiene otros significados: "figura mágica", "diagrama sagrado", "emblema geométrico que posee efectos espirituales", "diagrama místico circular", "rueda", "totalidad", "geometría sagrada", y muchos más. Más allá de su definición como palabra, a la vez de un sistema ideográfico contenedor de un espacio sagrado desde el punto de vista espiritual, es un centro energético de equilibrio y purificación.

Los mandalas son utilizados desde tiempos remotos. Tienen su origen en la India y se propagaron en las culturas orientales, en las indígenas de América y en los aborígenes de Australia. En la cultura occidental, fue el psicólogo y psiquiatra suizo Carl G. Jung (1875-1961) quien los utilizó en terapias con el objetivo de alcanzar la búsqueda de la individualidad en los seres humanos. Jung solía interpretar sus sueños dibujando un mandala diariamente; en esta actividad descubrió la relación que éstos tenían con su centro y, a partir de allí, elaboró una teoría sobre la estructura de la psique humana. Según Carl Jung, los mandalas representan la totalidad de la mente, abarcando tanto el consciente como el inconsciente. Afirmó que el arquetipo de estos dibujos se encuentra firmemente anclado en el subconsciente colectivo. Los mandalas también son definidos como un diagrama cosmológico que puede ser utilizado para la meditación. Son una serie de formas geométricas concéntricas organizadas en diversos niveles visuales. Las formas básicas más utilizadas son: círculos, triángulos, cuadrados y rectángulos.

En la página siguiente vemos el mandala Sri Yantra.

Estas figuras pueden ser creadas en forma bidimensional o tridimensional. Por ejemplo, en la India hay un gran número de templos realizados en forma de mandalas y lotos/mandalas.

La astrología *Jotysh* y la medicina hindú Ayurveda poseen raíces comunes que se remontan a las más antiguas prácticas terapéuticas de Oriente. Los más prestigiosos y revolucionarios médicos de todos

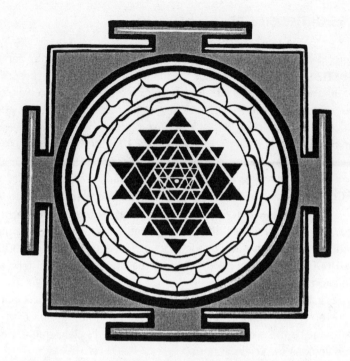

los tiempos han practicado lo que hoy denominamos Astrología Médica o Medicina Astrológica, debido a que existe una interrelación energética entre el uso de plantas medicinales, los planetas, el Sol, la Luna y las enfermedades.

Jotysh es un sistema simbólico que pertenece a lo que se podría llamar los lenguajes sagrados, revelados; otros serían el Tarot, el I Ching, la Kabaláh, las Runas, y todos los sistemas simbólicos que comunican la experiencia de la vida y parten de la filosofía esotérica.

- *Jotysh* es el estudio de las influencias de los astros, es decir, de los cuerpos celestes, los planetas y las estrellas, que actúan sobre nuestros cuerpos y mentes o, para ser más precisos, en alguna parte específica de ellos.

Todo y todos actuamos vibrando a diferentes frecuencias. Aquellas que sean iguales entre sí, resonarán y se influenciarán. Ya sean planetas, olores, notas musicales, mantras, mandalas o *yantras*, todo puede curar si resuena a una misma frecuencia. También las piedras, el fango, el agua, las flores, las plantas, y las oraciones.

Las dimensiones del Espacio

Todo lo que vemos acontece en la Vía Láctea, que está dentro de un diámetro de 100.000 años luz de promedio y un espesor de 2500 años luz. Su forma es la de un disco espiralado chato. Para tener una idea de lo que es un año luz, debemos recordar que la velocidad de la luz es de 300.000 km/s; eso significa que, si encendemos una linterna, en un segundo la luz viaja a 300.000 km (es decir, siete veces la vuelta a la Tierra) y en un año recorre 9.463.000.000.000 km, lo que equivale a casi diez billones de kilómetros.

Continuemos con las cifras: se llama "unidad astronómica" (UA) a la distancia Tierra-Sol, que equivale a casi 150.000.000 kilómetros. La nube de Ort es una zona formada por hielos y rocas, ubicada en los confines del Sistema Solar. Se encuentra entre 50000 y 100000 UA, casi al borde del Sistema Solar, a unos 15 billones de kilómetros.

Las estrellas están a millones de años luz, su luz tardó millones de años en llegar hasta nosotros. Si vemos que la luz de una estrella se apaga, esto sucedió hace millones de años. Es claro que el cielo que vemos es un cielo antiguo.

Con los últimos telescopios podemos ver a más de 30.000.000 de años luz, pero apenas distinguimos algunas estrellas, ya que hay más de 500.000 millones de ellas en nuestra galaxia... ¡y hay más de 100.000 millones de galaxias!

Hay más estrellas en el Universo que granos de arena en el Planeta. No hablamos de una playa, sino de todo el Planeta.

Veamos ahora algunas medidas de nuestro planeta: su diámetro es de 12.756 km y su circunferencia (siempre hablando a nivel del Ecuador, que es su circunferencia más ancha posible) es de 40.076 km. La Tierra es el planeta rocoso más grande y se formó aproximadamente hace 4.5 mil millones de años. La parte interior de la Tierra se divide en cuatro capas, al igual que los otros planetas rocosos. Cada capa tiene diferentes características y está formada por diferentes elementos y minerales.

La velocidad de rotación de la Tierra sobre su eje de rotación es de aproximadamente 1.660 km /h en el Ecuador, ya que obviamente difiere a medida que se acerca a los polos; tarda 24 hs., un día-una noche, en dar una vuelta entera sobre sí misma yendo a esa velocidad. Al girar o rotar sobre sí misma en relación a la luz del Sol, produce lo que conocemos como el día y la noche.

El Planeta gira, a la vez, alrededor del Sol (órbita o traslación de 965.000.000 de km) y gracias a su inclinación de 23° 27′, existen el verano, el invierno y las demás estaciones. La velocidad de traslación tampoco es constante, pero sí considerablemente mayor: 106.000 km/h. En su viaje alrededor del Sol, la Tierra tarda un año en dar una vuelta y volver a empezar. A partir de este tiempo fue establecido el calendario gregoriano con el cual el hombre estipuló oficialmente su tiempo, dividido en los doce meses de cada año.

La órbita de la Tierra tiene un perímetro de 930 millones de kilómetros, con lo cual se deduce que el Planeta se desplaza en el espacio a una velocidad de 106.000 km por hora, o casi 30 km por segundo. La Tierra hace también un tercer movimiento importante, llamado *precesión,* que veremos luego.

A todo esto se suma la Luna, dándole vuelta a la Tierra y los demás planetas girando también alrededor del Sol. En realidad, toda nuestra galaxia se mueve junto a otras galaxias dentro de un Universo que también se mueve y se expande. Todo se mueve, se separa y se aleja.

El Sol es similar a cualquier otra estrella. En definitiva, lo único que los diferencia es la distancia con respecto a nuestro Planeta. Si miráramos al Sol desde alguna estrella que vemos a la noche, nos parecería una estrella mediana más. Una del montón.

Pero sigamos con las cifras.

Para llegar al espacio primero es necesario atravesar otras capas: en primer lugar, unos 10 kilómetros hasta la tropósfera; luego, otros 50 km para alcanzar la estratósfera; se requieren 80 km más para entrar en la mesósfera; 450 km para la termósfera; y otros 900 km para encontrar la exósfera.

A los cuerpos que circulan alrededor de los planetas se los llama "satélites", y pueden ser naturales o artificiales. Los satélites naturales son muchos en nuestro Sistema Solar.

La Tierra tiene uno grande en relación a ella, la Luna, pero otros planetas tienen muchos más y en total hay unos 60 satélites naturales conocidos. Los más grandes son la Luna, los satélites de Júpiter (Io, Europa, Ganymedes y Callisto) el de Saturno (Titán) y el de Neptuno (Tritón).

Otro elemento que resulta apropiado conocer de nuestro espacio es el asteroide. Se trata de un cuerpo rocoso que orbita alrededor del Sol por dentro de la órbita de Neptuno. Entre las órbitas de Marte y de Júpiter, aproximadamente a 3 UA, existe lo que se llama cinturón de los asteroides (centauros y troyanos), pues allí se concentran una gran cantidad de ellos, aproximadamente 3 millones, que varían mucho en tamaño unos de otros. El meteoroide es un asteroide chico, de menos de 10 m de diámetro que, si cae a la Tierra, se llama "meteorito"; en cambio, si se quema en la atmósfera lo denominamos "meteoro". El término "meteoro" proviene del griego *meteoron*, que significa "fenómeno en el cielo".

Por último, los cometas (del latín *cometa* y el griego *kometes*, "cabellera"), son asteroides que se queman fuera de nuestra atmósfera. Los cometas provienen principalmente de dos lugares: el Cinturón de Kuiper, localizado más allá de la órbita de Neptuno, y la Nube de Ort, situada entre 50.000 y 100.000 UA del Sol.

CAPÍTULO II

El Zodíaco occidental y el Zodíaco oriental

El Zodíaco occidental le da un rol preponderante al Sol (entendido como la luz y el discernimiento), las estaciones del año y el aspecto personal. En cambio, el oriental se ocupa en mayor medida de un destino planetario, en donde el análisis de personas está asociado con la influencia de la Luna y se estudia la tendencia y los karmas a lo largo de las diferentes vidas. Es decir: la visión de Oriente con respecto a nuestro cielo está más volcada hacia la Luna, lo femenino, el Yin, la parte compasiva, espiritual y devocional, y también a la influencia de los astros sobre nuestro Planeta. Occidente, por su parte, se relaciona más con el Sol, lo masculino, el intelecto, el Yang y la acción individual.

El Zodíaco (de *zoo*: "animales", *diaco*: "rueda") es la rueda de astros con forma de animales que vemos desde nuestra posición en el cielo nocturno. Algunas de las estrellas se agrupan conformando un animal, otras lo hacen como una flecha, una balanza, en la forma de dioses, y muchas otras maneras más. Existen divergencias entre los autores en cuanto a la cantidad de agrupaciones energéticas de estrellas (constelaciones) que existen.

Pero el aspecto que más diferencia a uno y otro zodíaco es que el oriental védico es sideral, llamado en sánscrito *Nirayana* (léase "Niraiana". La palabra proviene de *nir*: "no", y *ayana*: "estación del año", o "solsticio"), mientras que el occidental es tropical o *Sayana* (*sa*: "si", es decir, con relación a las estaciones del año, ya que siempre comienza en el mismo tiempo). La diferencia entre ambos es el *Ayanamsa* (léase "aianamsha", *amsha*: "sector", "porción", "parte", "división").

La coincidencia entre ambos Zodíacos se produce cada 25920 años, cifra que dividida por 12 (la cantidad de signos zodiacales) nos da como resultado las Eras, cuya duración media es de 2160 años cada una.

El momento histórico de coincidencia entre ambos Zodíacos es conocido como *Ayanamsa* cero (cercano al 250 d.C.). El Tropical siguió midiendo precisamente los trópicos y el equinoccio de la Tierra con respecto al Sol; en cambio, el Sideral siguió midiendo al zodíaco con respecto a las estrellas "fijas" del espacio (donde verdaderamente están las Constelaciones).

Los solsticios

En el Zodiaco occidental, los trópicos de Cáncer y Capricornio, ubicados a 23.5 grados al norte y sur del Ecuador, nos marcan los solsticios. El nombre "solsticio" significa "sol quieto" y está relacionado con que, en ese momento, el sol aparenta esa quietud. Esto quiere decir que si en cada amanecer veíamos que el Sol cada vez que salía se corría más a la izquierda, en el solsticio se detiene para comenzar a salir, a partir de entonces, cada vez más hacia la derecha.

En el área comprendida entre esos trópicos en el mapamundi es cuando los rayos del Sol en algún momento pueden caer verticales; arriba o debajo de esos trópicos, el Sol estará siempre algo inclinado. Dentro del área limitada por estos trópicos, el sol, aunque sea un solo día, alcanza la posición cenital; es decir, se coloca exactamente sobre nuestras cabezas, a una altura de 90 grados. Por encima o debajo del área de los Trópicos el sol nunca alcanza esta posición.

Los nombres de Cáncer y Capricornio se dieron por la posición del Sol en relación a las constelaciones zodiacales, es decir, cuando el día del solsticio del verano boreal (del Norte) el Sol se encontraba en la constelación de Cáncer. Estos nombres ya están obsoletos debido al fenómeno llamado "precesión de equinoccios", un tercer movimiento en giro completo que realiza nuestro Planeta cada 26 mil años.

La palabra "constelación", en realidad, significa "cualquier grupo de estrellas que se vea en el cielo". Son los verdaderos dibujos de los astros en el cielo; en cambio, "Signo" es la división matemática en 30 grados a partir del equinoccio.

¿Se está volviendo muy difícil? Vamos a repasar algo juntos y trataremos de explicar mejor qué es esto de los dos Zodiacos distintos…

El eje de giro de rotación de la Tierra está dado por la unión de dos puntos de su superficie, que llamamos polos. Como todos sabemos, existen el polo Norte y el polo Sur. Además, el plano perpendicular a este eje en su centro se conoce como "plano ecuatorial", ya que la circunferencia de ese plano que limita la Tierra es lo que llamamos "Ecuador".

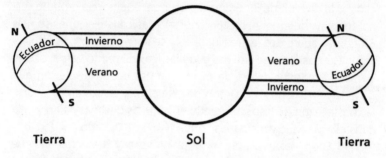

Como vemos en el diagrama superior, la Tierra tiene una inclinación de 23°27' (estabilizada por el Sol y la Luna) y esa es la causa de los cambios que se producen durante las estaciones del año, y no el hecho que esté más cerca o lejos del Sol, como la mayoría cree. A la vez, su eclíptica no se corresponde con el Ecuador del Sol, tocándose en dos oportunidades: los equinoccios del 21 de marzo y del 21 de septiembre.

Órbita (eclíptica) de la Tierra

Cuando el día es igual a la noche, entonces se llama "equinoccio" ("igual noche"); luego la Tierra estará por arriba o por debajo del horizonte o Ecuador del Sol con su inclinación.

En los otros extremos de la eclíptica, con un ángulo de 9° arriba y abajo, están los solsticios: el 21 de junio (el día más corto en el hemisferio Sur) y el 21 de diciembre (el día más largo), ambos marcados en el mapamundi por los Trópicos de Cáncer y Capricornio. Como vimos anteriormente, el término "solsticio" significa "sol quieto", inmóvil, ya que en esos momentos el sol cambia muy poco su declinación de un día a otro y parece permanecer en un lugar fijo del Ecuador celeste.

Otro dato importante: "Afelio" es el punto de la órbita de un planeta u objeto que está más alejado del Sol; "perihelio" es el punto más cercano. Si se está hablando de la Tierra, el punto más lejano (por ejemplo, de la órbita de la Luna) se llama "apogeo" y, el más cercano, "perigeo".

De esta manera se configuran los signos del Zodiaco: cada uno de ellos es la división de 30 grados a partir del equinoccio o punto vernal (primavera, en el hemisferio norte) y las constelaciones son las 88 figuras aparentes (en realidad, solo se parecen Orion, Escorpio y algunas otras) de las llamadas estrellas fijas. El punto vernal ocurre siempre alrededor del 21 de marzo, en esa estrecha relación que tiene la Tierra con el Sol. Detrás de este punto, vemos en el espacio la constelación de Piscis, entrando en algunas decenas de años a la constelación (que conocemos como "Era") de Acuario.

En el dibujo vemos al Sol con sus polos Norte y Sur rectos, y lo que sería la órbita elíptica de la Tierra, con la franja zodiacal; recordemos que la Tierra tiene una inclinación de 23° 27', debido a que el eje de giro de su rotación no es perpendicular al plano donde se realiza su traslación alrededor del Sol, sino que está inclinado precisamente esos grados. Esta inclinación, como vimos en el dibujo anterior, provoca la aparición de las estaciones climáticas primavera, verano, otoño e invierno, y hace que, por ejemplo, cuando a un lado del ecuador es verano, en el otro sea invierno.

Datos y más datos

Hasta aquí vimos una buena cantidad de datos. Pero vamos a repasar algunas cuestiones.

- El eje de rotación de la Tierra que es perpendicular al círculo ecuatorial tiene una inclinación que hace que sucedan las estaciones y que, cuando en un hemisferio es verano, en el otro sea invierno, y viceversa. Entre otros factores, la atracción de la Luna y el Sol tiende a mantener esa inclinación del eje terrestre.

- Los puntos de corte de los dos círculos, el Ecuador del Sol y la Eclíptica u órbita de la Tierra, se llaman equinoccios. Cuando lo cruza desde el Sur al Norte se le llama equinoccio de marzo, equinoccio vernal o primer punto de Aries; seis meses mas tarde, cuando el Sol cruza el Ecuador terrestre hacia el Sur, lo denominamos equinoccio de septiembre o primer punto de Libra.

- En esos días, la duración del día y de la noche es igual, con doce horas cada una. Al equinoccio de marzo se le llama "primer punto de Aries" o también, incorrectamente, "punto vernal" ("vernal" significa "primavera" y en nuestro hemisferio en realidad comienza el otoño).

- Se denomina "primer punto de Aries" porque, cuando se dio ese nombre, hace unos 2000 años, coincidía con la entrada de la Constelación de estrellas llamada Aries. Con el tiempo, ese punto se fue desplazando por efecto de este movimiento del eje de la Tierra, que se llama precesión. Por lo tanto, actualmente el equinoccio de Marzo no coincide con el primer punto de Aries, pues está desplazado unos 23° 26′ hacia Piscis, entrando a la Era o Constelación de Acuario.

- El pasaje de una Era a otra no es en una fecha determinada sino en cientos de años. Según el astrólogo Ciryl Fagan, la posición actual del punto vernal de Aries es 5° 17′ de Piscis, aunque éste es un dato discutible.

- Tal cual como vemos girar a un trompo, vemos que este gira sobre su eje pero a la vez, y se hace más evidente cuando va terminando de girar. Al no ser perfectamente esférica sino achatada en los polos, hace otro movimiento de desplazamiento cónico que en astronomía es llamado precesión. Este tercer movimiento de precesión, junto con el de nutación, se están efectuando mientras sucede la traslación alrededor del Sol y rotación sobre su eje. Está obligada la Tierra a hacer un movimiento cónico por esa inclinación que tiene influenciada por la Luna.

La precesión de los equinoccios

Con en correr de los años (más de 12000) la precesión hará que la Tierra se incline, levemente hacia el lado opuesto. Como consecuencia de esto, se producirá una modificación en el cielo que vemos por las noches. De todos modos, en algo más de 25000 años habrá dado una vuelta completa y volverá al punto inicial.

El Zodíaco Tropical no tiene en cuenta esto y traza directamente los signos a partir del equinoccio, sin importar qué constelaciones haya detrás (a las cuales, como vimos, llama "Eras"), con el argumento de que lo que más importa en la Tierra y en el hombre son las estaciones y el ciclo del Sol.

Pero aun si aceptamos la simbología zodiacal como reflejo del ciclo estacional, se nos presenta otro problema: en el hemisferio Sur las estaciones son contrarias a las del hemisferio Norte. ¿Es entonces el Aries argentino un Libra en el Norte? ¿Si salgo de viaje en avión con Júpiter en Cáncer, en el momento de cruzar el Ecuador se invierten los signos, y llego con Júpiter en Capricornio? El intento de justificar los Signos zodiacales y sus domicilios en base a las estaciones del año nos lleva a contradicciones de difícil solución.

El Zodíaco Sideral o de las constelaciones se ocupa más de la trascendencia de la raza humana y del Planeta frente al cosmos, que la vida particular de los seres humanos.

En la astrología Tropical occidental, entonces, se utiliza el equinoccio de Marzo, punto vernal o primer punto de Aries como origen de la sucesión de los Signos del Zodiaco, con independencia de la posición real de la constelación de Aries.

La diferencia entre ambos Zodiacos varía cada año y es igual al valor de la inclinación de la Eclíptica en ese año o *Ayanamsa*.

De esta manera, conocemos a los arianos o leoninos de la Era de Piscis, pero no sabemos cómo serán estos mismos con otro telón de fondo (Acuario, por ejemplo, que durará unos 2000 años).

Existen también diferencias en las técnicas interpretativas y predictivas, aunque también hay muchas similitudes y técnicas comunes. Lo cierto es que todo es una relación entre las energías y, cuanto más relacionemos, más complejo se hace.

El griego Hiparco de Nicea (190 a. C. - 120 a. C.) fue quien descubrió y bautizó con el nombre de precesión de los equinoccios; luego se vería que el punto en que se encuentran el Ecuador terrestre y la Eclíptica retrocede sobre el Zodiaco aproximadamente 50 segundos de arco por año.

Debido a la precesión de los equinoccios, la diferencia entre el Zodíaco Sideral y el Tropical es de unos 23°. Tomando en consideración que cada signo tiene una vigencia de aproximadamente 30 días, el 80 por ciento de las personas pertenecen al signo anterior según el Zodíaco Sideral.

Si vamos a cualquier observatorio astronómico un 21 de Marzo y preguntamos a los astrónomos en qué signo se encuentra el Sol, indudablemente nos mostrarán que se encuentra en la constelación de estrellas fijas de Piscis (cercano a Acuario), mientras que el Zodíaco Tropical señala que se encuentra en Aries.

Veamos la consecuencia de esta precesión:

	Zodiaco Tropical Sayana	Zodiaco Sideral Nirayana	Días
Aries	22 Mar - 21 Abr	18 Abr - 13 May	25
Tauro	22 Abr - 21 May	13 May - 22 Jun	40
Géminis	22 May - 21 Jun	22 Jun - 21 Jul	29
Cáncer	22 Jun - 21 Jul	21 Jul - 10 Ago	20
Leo	22 Jul - 21 Ago	10 Ago - 16 Sep	37
Virgo	22 Ago - 21 Sep	16 Sep - 31 Oct	45
Libra	22 Sep - 21 Oct	31 Oct - 23 Nov	23
Escorpión	22 Oct - 21 Nov	23 Nov - 29 Nov	6
Ofiuco	-	29 Nov - 18 Dic	19
Capricornio	22 Dic.- 21 Ene	21 Ene - 16 Feb	26
Acuario	22 Ene - 21 Feb	16 Feb - 11 Mar	24
Piscis	22 Feb - 21 Mar	11 Mar - 18 Abr	38

Al movimiento de precesión se le suma el de nutación, pequeño vaivén o "bucle" de la Tierra debido también al achatamiento de sus polos y la atracción del Sol y la Luna.

La astrología afirma que el ser humano, al respirar por primera vez en el momento de su nacimiento, graba en forma energética dentro de sí mismo los estímulos de todo lo que se encuentra a su alrededor, incluyendo los de las constelaciones de estrellas fijas y los planetas, por muy distantes que pudieran parecer.

Existe un sinnúmero de estrellas en el firmamento que no pueden ser catalogadas en su totalidad. Sin embargo, solo aquellas que se encuentran dentro de la faja zodiacal nos interesan desde el punto de vista astrológico, debido a su influencia sobre la Tierra y sus habitantes. Esta faja zodiacal, que se extiende 9° a cada lado de la Eclíptica (hacia arriba y hacia abajo), es una esfera imaginaria de 360° dividida en 12 partes iguales llamadas Signos zodiacales.

Lo dicho sobre la precesión de los equinoccios es de suma importancia en el sistema astrológico hindú. Este movimiento del primer punto de Aries es un movimiento cíclico; esto quiere decir que, pasado un tiempo de 25.800 años aproximadamente, este punto ya ha pasado por todos los signos del Zodiaco y regresa al mismo punto de partida. Debido a la precesión de los equinoccios, cada año se va produciendo un desfase que en la actualidad es cercano al de un signo.

De acuerdo con esto, el Sol no se encuentra en el signo de Aries entre el 23 de Marzo y el 22 de Abril, como aparece en los horóscopos occidentales, sino como explica el cuadro de la página 41, entre el 14 de abril y el 13 de Mayo. El mismo desfase de más de 23° también existe en la posición del signo ascendente y de los demás planetas.

El calendario gregoriano que impuso la Iglesia a partir del Papa Gregorio XIII es de 12.60. Dividir el año en 12 meses (división irregular y artificial de 28, 29, 30 y 31 días, a la cual es necesario adaptarse), 60 minutos y 60 segundos, nos hace vivir en una frecuencia de tiempo artificial, en base a una frecuencia mecánica y no en resonancia con la biológica y el tiempo del Universo. En cambio, el calendario lunar se encuentra en resonancia con el Universo.

El Zodiaco Sideral muestra una visión diferente para calcular y arribar a las posiciones de los signos.

CAPÍTULO III

Zodiaco Sideral Nirayana

Vimos que los *rashis* (o *rasis*) son los signos zodiacales védicos *Nirayana* ("sin solsticio", "sin estación") y que están desfasados más de 20 grados con los del Tropical conocido por nosotros a causa de la precesión.

Los *rashis* pueden ser vistos también desde su polaridad: los positivos como Aries, Géminis, Leo, Libra, Sagitario y Acuario, son signos masculinos, impares o *vishama rashis*. Por su parte, los negativos como Tauro, Cáncer, Virgo, Escorpio, Capricornio y Piscis, son signos pares, *shama rashis* y femeninos.

A la vez Aries, Cáncer, Libra y Capricornio son conocidos como *chara* rashis o signos iniciadores (cardinales). Ellos están regidos por el Dios Brahma, el Creador. Su naturaleza es mover y ser dinámico.

Tauro, Leo, Escorpio y Acuario son conocidos como *sthira rashis* o signos fijos. Están regidos por el Dios Vishnu, el conservador. Su naturaleza es estable y constante, mientras que Géminis, Virgo, Sagitario y Piscis son conocidos como *dwiswa rashis* o signos duales (mutables), regidos por el Dios Shiva.

De acuerdo a la filosofía védica, el universo está hecho de cinco elementos: éter, aire, fuego, agua y tierra.

- El agua es una sustancia con un estado flexible.

- El aire es una sustancia con un estado variable.

- La tierra es una sustancia con un estado constante y sólido.

- El fuego es una sustancia que transforma el estado de las cosas.

- El éter es algo que está presente en todas partes.

Estos cinco elementos están detrás de cada cosa, persona y animal, así como también cada acción, pensamiento, emoción y suceso en este universo.

Cada signo tiene una correspondencia en los elementos:

- Aries, Leo y Sagitario son llamados signos de Fuego o *Agni rashis*.

- Tauro, Virgo y Capricornio son llamados signos de Tierra o *Prithui rashis*.

- Géminis, Libra y Acuario son llamados signos de Aire o *Vayu rashis*.

- Cáncer, Escorpio y Piscis son llamados signos de Agua o *Jala rashis*.

Además, a cada signo le corresponde un *dosha* o biotipo:

- Géminis, Acuario, Libra y Virgo son de naturaleza Vata, en ese orden.

- Aries, Leo, Sagitario y Capricornio son de naturaleza Pitta, también de mayor a menor.

- Tauro, Cáncer, Piscis y Escorpio son de naturaleza Kapha, en este orden.

Vimos que el primer elemento, *Akasha* o Éter, está presente en cada cosa, animal o ser. Es por eso que la astrología occidental no lo cuenta, sino que lo da por hecho. Sucede que dentro del espacio existen también subespacios que actúan, como esas muñecas rusas que se contienen unas a otras.

La astrología occidental, la *Jyotish* oriental hindú, el Ayurveda, el Yoga, y muchas otras discplinas, resuenan en esos elementos. No ocurre lo mismo con otras, como la Medicina Tradicional China que, en vez de Espacio y Aire, reconoce como elementos a la Madera y al Metal.

Es importante aclarar algo: existe una tendencia en una determinada dirección y esa es la razón por la cual se dice que los astros *inclinan pero no obligan*. A esta porción de libertad es a la que llamamos "libre albedrío". Los astros, los elementos, los *samskaras* o huellas cerebrales, la herencia, el karma, nuestra mente... todo influye o tiende en una dirección.

Cuando se produce un desequilibrio, siempre hay un factor predisponente y un factor desencadenante: el predisponente es aquel que existe desde siempre, en parte por las tendencias, la influencia de los astros, la herencia de los padres, los doshas o biotipos particulares, los karmas, los samskaras, y otros factores. Sin embargo, para que esas tendencias se desencadenen o no, debe actuar cada individuo. Cuanto más se conozca cada persona, para adentro y para afuera, más chances tendrá de actuar para modificar sus tendencias o ceder a ellas.

Es necesario realizar una advertencia: como dice Osho, "el conocimiento sin práctica es un lastre que entorpece, limita y condiciona".

El libre albedrío no es más que la libertad que tenemos de elegir nuestros pensamientos y reacciones. Entre el libre albedrío y el determinismo lucha el hombre y la filosofía, viendo el ritmo de esa polaridad.

Frente a una situación conflictiva, uno puede elegir reaccionar, o enfriar y aprender. Para hacer uso del libre albedrío es necesario actuar con conciencia y discernimiento. Sin ninguna duda, podemos cambiar nuestro karma; al fin y al cabo, no es más que otra idea o información que habita en nuestra conciencia.

Como el espacio está unido al tiempo los hindúes relacionan el Zodiaco con las vidas pasadas y el karma pasado, presente y futuro.

El Zodiaco sideral es el Sol junto con el cielo visible por detrás. Es un Zodiaco espacial.

El zodíaco tropical, en cambio, es un Zodiaco temporal, es la división del aparente camino del Sol (aparente porque los que nos trasladamos alrededor de él somos nosotros) visto desde donde uno está, en doce porciones iguales de 30 grados cada una (total, 360 grados), llegando así al punto de partida: punto vernal o punto cero de Aries.

Ambos Zodiacos tienen diferentes métodos de medición y no necesariamente significa que uno es mejor que otro o que uno está en lo cierto y el otro no. Ambos pueden coexistir a la vez acorde a lo que se quiere ver.

Los Signos

Los Signos del Nirayana oriental se basan en los mismos planetas y significados que en el Zodíaco occidental. La gran diferencia es que no se consideran Urano, Neptuno, ni Plutón. Como dijimos antes, también cambian las fechas para cada signo:

Mesha – Aries
14 Abril al 13 Mayo
Planeta Regente: Marte o Kuja.

En la cultura hindú, Mesha es fuego (al igual que Agni, Pitta, Nina). Apasionado, dominante, puede llegar a ser prepotente. Siempre es niño y hombre a la vez; suele mostrarse insatisfecho con su presente.
En la India afirman que estos nativos aspiran a proteger y hacer cosas por los demás, pero en su desequilibrio se apropian tanto del otro (apego-demanda), que llegan a ahogar al que ansían salvar. Es probable que esto suceda por su incapacidad para transitar por el término medio que la convivencia y la diplomacia exige de la vida diaria, lo que se conoce como "el camino del medio".

Vrishasca – Tauro
14 Mayo al 13 Junio
Planeta Regente: Venus Shukra.

El aspecto terrenal de Vrishasca es muy codiciado, más por su profundidad que por su brillantez. Su sentido de la propiedad lo impulsa a la lucha y todo su esfuerzo se orienta a lograr bienestar. Los hindúes dicen que de no llegar a poseer bienes, sus frustraciones se vuelven mortificantes. Poseen tanta fuerza interior que se encuadran en la categoría de los que no le temen a la vida. Su agresividad, cuando no resuelve situaciones, provoca graves luchas. Vrishasca es también un gran luchador por sus derechos.

Mithuna - Géminis
14 Junio al 15 Julio
Planeta Regente: Mercurio Buddha

Mithuna o Maithuna significa sexo, es de tendencia sexuada y está colmado de iniciativas. Es idealista y defiende esa posición, porque en el fondo no le teme a la realidad. En ocasiones manifiesta su cariño con violencia. Sin embargo, busca una pareja fuerte. Pertenece a la categoría de los que están siempre enamorados, no sólo de personas. Es, al mismo tiempo, apasionado y creativo. Los hindúes afirman que no existe la dualidad que le atribuye la astrología occidental. Como buenos exponentes de aire, buscan con ansiedad esa riqueza que sólo una buena amistad proporciona.

Kataka – Cáncer
16 Julio al 15 Agosto
Planeta Regente: Luna Chandra

Viven plagados de emociones. Son tan sensibles que apenas se puede acercar uno a ellos. Los simbolizados por el elemento agua tienen una apreciación noble referente a los sentimientos y al amor. Precisan a la vez grandes dosis de cariño, comprensión y caricia. Algunos psicólogos consideran esta necesidad afectiva como sinónimo de debilidad; sin embargo, para la astrología tal introversión es sólo aparente. Tiene necesidad de buscar protección y analizar con sus dotes intuitivas a aquellos que están de su lado.

Simha – Leo
16 Agosto al 15 Setiembre
Planeta Regente: Sol Surya

Para los hindúes, este signo es una verdadera mezcla. Por un lado, dicen que son respetuosos de las normas; por otro, revelan el simha (león) como innovadores y de un enorme sentido práctico. Son líderes por excelencia y de lo que no se duda es de su buena suerte. La respuesta del fuego leonino lo delata con inclinación natural por la competencia. Aunque siempre dan la sensación de que están corriendo detrás de imágenes, su existencia es una lucha por encontrar soluciones dentro del mundo de la realidad.

Kanya – Virgo
16 Setiembre al 16 Octubre
Planeta Regente: Mercurio Buddha

La filosofía hindú los cataloga como nativos que pintan la vida a grandes trazos sin delinear sus pinceladas en pequeños detalles. Aunque conocen mejor que nadie los matices, su preferencia los impulsa a centrar su mente en grandes obras. Encaran la vida con espíritu de juego. No saben vivir solos, necesitan estar rodeados y constituir familias grandes. Son de los que afirman que, pese a los contrastes, son dueños de su destino. Por eso siempre encuentran las soluciones, como tocados por una varita mágica.

Thula – Libra
17 Octubre al 15 Noviembre
Planeta Regente: Venus Shukra

En la India, con razón filosófica o sin ella, dicen que la tendencia de este rashi o signo es siempre sobresalir. Mahatma Gandhi era del signo. Se trata de personalidades cuyos principios y objetivos son sumamente valorados. Son inteligentes, estrategas y firmes. En la India la balanza occidental representa lo sensitivo, lo deleitante, aquello que se debe conseguir en elevada categoría. Cuando se impone un objetivo es difícil desviarlos ya que su intransigencia es notoria.

Vrischica – Escorpio
16 Noviembre al 14 Diciembre
Planeta Regente: Marte Kuja.

Los hindúes afirman que sus nativos simbolizan la emoción constante. Agregan que para aprender de la vida, necesitan caer y levantarse varias veces. Sólo después de varios tropiezos su existencia se fortalece más que ninguna. Estos seres reaccionan al estímulo exterior, deseando vivir todo intensamente. La comprensión que se les prodigue será poca para sus exigencias. Sus ambiciones se concentran en elevarse sobre el montón, esto les asegura reconocimientos a su personalidad tesonera, creativa, destacada.

Dhanus – Sagitario
15 Diciembre al 13 Enero
Planeta Regente: Júpiter Guru

Personalidad inagotable. En la India se los considera poseedores de recursos estelares. Dhanus, dicen, es una fuente intelectual de recursos. Son de los que persiguen al destino, sin desaprovechar ninguna oportunidad. Capaces en cualquier actividad, sobre todo en lo que se refiere al arte y la creatividad. Tienen muy buen gusto y mucho ingenio. Estas cualidades, unidas a su enorme autocrítica, los llevan a encumbrarse en puestos envidiados, tanto en lo material como en lo afectivo.

Makara – Capricornio
14 Enero al 12 Febrero
Planeta Regente: Saturno Shani

El Makara según la filosofía hindú, encierra dentro de sí el control absoluto y vigilante de sus deseos y ambiciones. Son los que exigen entrega total de las amistades o de la pareja amorosa. Dicen en la India que si adolecen de algo, es porque confían demasiado, pero tienen intuición e inteligencia. En ese punto se distingue y están bien mirados por sus pares. Por ser el último cardinal terreno, son del tipo mental y buceador de climas adecuados.

Kumba –Acuario
13 Febrero al 13 Marzo
Planeta Regente: Saturno Shani

Según los hindúes, los nativos son vigilantes, seguros e independientes. Son guías, líderes y ejercen gran flujo sobre los demás. Su valentía es tal que muchas veces actúan por otros dejando de lado sus propios intereses. Son organizados. Su paso por la vida es fuera de lo común y su voluntad los hace trazar su propio destino. Quienes no los comprenden los tienen por raros e impenetrables. Están predestinados a enriquecer la existencia de muchos, por lo que siempre buscan a alguien con quien compartir todo.

Meena – Piscis
14 Marzo al 13 Abril
Planeta Regente: Júpiter Guru

La personalidad Meena sobresale por un temperamento eficiente, creativo y revitalizador. Los hindúes consideran que su voluntad debe estar robustecida por la confianza que se le dispense. Impacta por simple atracción personal. Son intuitivos y sensibles. Están llamados a enriquecer la vida de los demás y predestinados a sobresalir en la vida artística y diplomática si lo desean. En cierta forma, es una vida al servicio del prójimo.

Tanto en el Zodiaco Occidental como en el Nirayana, al planeta colocado en el Signo más afín a sus atributos se le denomina "regente del Signo". Esto significa que gobierna el signo y está *domiciliado*; mientras que, si se encuentra en el Signo diametralmente opuesto, se dice que está en *exilio* y, en este caso, su fuerza estará en disonancia y atenuada. Además del domicilio y del exilio hay otros Signos en los cuales las cualidades de los planetas aumentan considerablemente en fuerza y armonizan con las del Signo hospedante en una comunión ideal. Se dice entonces que este planeta está *exaltado*. El Signo diametralmente opuesto a aquel en que el planeta está exaltado se convierte en el de su *caída*. En estas condiciones, las influencias del planeta están reducidas y modificadas incluso negativamente.

Ahora bien, vimos que para calcular la Carta Natal, de acuerdo al Zodíaco sideral, si se utilizan efemérides occidentales se debe realizar el cálculo de corrección conocido como *Ayanamsa*. Repasamos: el término *Ayanamsa* proviene de dos palabras sánscritas: *ayana*, que significa "solsticio" o "estación del año" y *amsha* que significa "una porción". *Ayanamsa* establece la diferencia entre la ubicación actual del equinoccio vernal en relación con las constelaciones fijas, y el comienzo de la constelación Aries. El *Ayanamsa* oficial que utiliza el gobierno de la India es el de *Lahiri*, de acuerdo al cual, en el año 258 después de Cristo, coincidieron el comienzo de la constelación *Ashwini* y el equinoccio de primavera.

A la rueda o *mandala* zodiacal la podemos ver desde distintas perspectivas:

- Según los elementos.
- Según su polaridad, es decir, masculino (+) o femenino (-).
- Según su secuencia de ritmo o modalidad: si fijo, mutable o cardinal, si es Vata, Pitta o Kapha.

Como vimos, los signos Vata son Géminis, Acuario y Libra, los tres del elemento aire; Virgo, si bien es de tierra, está relacionado con Vata por Mercurio, que es el regente en Virgo. Recordemos que "regente" o "en domicilio" de un planeta significa que está en el signo regido por él. Esto significa que la energía del planeta armoniza con la del signo y, por lo tanto, es una cualidad positiva. Cuando hablamos de "exilio" nos referimos a lo contrario, donde no hay armonía de energías y surgen la debilidad o el detrimento.

Aries, Leo, Sagitario (los tres signos de Fuego), junto con Capricornio, son de naturaleza Pitta. A pesar de ser de Tierra, Capricornio es fuerza Pitta por tener exaltado a Marte.

Cáncer, Piscis y Escorpio, del elemento agua, son de naturaleza Kapha, junto con Tauro que, además de ser de tierra (elemento de Kapha), tiene en domicilio a Venus y exaltada la Luna.

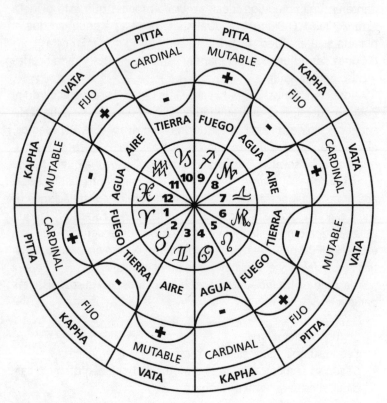

Las tres cualidades

En la filosofía védica se mencionan las tres *gunas* o cualidades, llamadas *Triguna*:

- *Sattva* (pureza) es una cualidad que da veracidad y pureza.

- *Rajas* (movimiento) es una cualidad que hace a uno energético y apasionado.

- *Tamas* (oscuridad, inercia) es la cualidad de más baja vibración, aunque también necesaria para estabilidad y resistencia.

Los *cruces astrológicos* dividen la Carta Natal en tres grupos que se denominan como "Cardinales", "Fijos" y "Mutables". A cada grupo pertenecen cuatro signos que tienen rasgos comunes en lo que se refiere a su modo de actuar, afirmar voluntad y perseguir sus metas:

- Signos Cardinales (o *chara rashis)*: son los iniciadores, los que comienzan las estaciones del año. Ellos son Aries (comienzo del otoño en el hemisferio Sur), Cáncer (invierno), Libra (primavera) y Capricornio (verano), y representan la facultad de iniciar nuevos procesos y explorar mundos desconocidos. Las personas que cuentan con esta fuerza cardinal saben actuar y se destacan por su trabajo pionero y constructivo. Los signos cardinales son creativos, ambiciosos y nunca huyen del riesgo, pero deben tener cuidado de no sobrestimar sus fuerzas. Son Signos Pitta.

- Signos Fijos (*sthira rashis*): son Acuario, Escorpio, Leo y Tauro. Estos Signos piensan sobre todo en el futuro, saben que la perseverancia es un valor que los conducirá lejos. Gustan de profundizar y concentrar sus fuerzas en metas concretas, aunque puedan tener dificultades. A la hora de adaptarse a circunstancias cambiantes, los signos fijos prefieren trabajar con la materia que tienen a mano. Son Signos Kapha.

- Signos Mutables (*dwiswa rashis*): Géminis, Sagitario, Piscis y Virgo. Reaccionan con rapidez a los cambios que se producen en su entorno y, por lo tanto, no tienen dificultad de adaptarse e integrarse a circunstancias nuevas. Los signos mutables necesitan variedad, buscan retos intelectuales y por otro lado, abandonan con facilidad y tienden al nerviosismo. Son Signos de fuerza Vata.

Volviendo entonces a la triguna en relación a los cruces astrológicos tenemos como Signos sáttvicos a los Cardinales, los Signos rajásicos a los Mutables y los Signos tamásicos o Signos con tamoguna a los Fijos. Asimismo, vemos los *rashis* y las *direcciones,* donde Cáncer, Escorpio y Piscis muestran el Norte (rashis Kapha), Aries, Leo y Sagitario (rashis Pitta) muestran el Este, Géminis, Libra y Acuario (Vata) muestran el Oeste y Virgo, Capricornio y Tauro (Vata, Pitta y Kapha), muestran el Sur.

Los *rashis* y los colores

Con respecto a los colores asociados con cada uno de los *rashis*, encontramos que cada signo muestra un color diferente:

- Aries: rojo sangre.

- Tauro: blanco.

- Géminis: verde pasto.

- Cáncer: rojo pálido.

- Leo: blanco.

- Virgo: colores variados.

- Libra: negro.

- Escorpio: rojo marrón.

- Sagitario: verde pasto tierno.

- Capricornio: colores variados.

- Acuario: marrón.

- Piscis: crema o color del pez.

El ciclo diario

Con respecto al *ciclo diario*, Aries, Tauro, Géminis, Cáncer, Sagitario y Capricornio son rashis de la noche o *nishaa* rashi. Esto quiere decir que se vuelven más fuertes durante la noche. Por su parte, Leo, Virgo, Libra, Escorpio, Acuario y Piscis son rashis del día o *divaa rashi*, es decir, se vuelven más fuertes durante el día.

De los dos rashis regidos por un planeta, uno es un signo de día y el otro es un signo de noche. La Luna gobierna sobre todos los *nishaa rashis* y el Sol gobierna sobre todos los *diva rashis*.

Las castas

En el hinduismo aún hoy las personas son divididas en cuatro jerarquías, estratos sociales o castas:

1. Brahmanas
Los Brahmanas (eruditos) siguen los conocimientos y trabajan como sacerdotes ministros. Están representados por los signos de aire: Géminis, Libra y Acuario.

2. Kshatriyas
Los Kshatriyas (guerreros) son valientes, se vuelven reyes, presidentes, comandantes en jefe y soldados. Están representados por los signos de fuego: Aries, Leo y Sagitario.

3. Vaishyas
Los Vaishyas son los comerciantes y proveen de los diversos servicios. Están representados por los signos de agua: Cáncer, Escorpio y Piscis.

4. Shudras
Los Shudras son los obreros que ejecutan las diversas labores serviles y bajas. Están representados por los signos de tierra: Tauro, Virgo y Capricornio.

Nakshatras, las moradas lunares

Una de las características únicas de la astrología védica es el uso de 27 *Nakshatras*, lo que da una división más sutil y precisa del zodiaco y dentro de cada constelación.

Según el texto *Kala Prakashika*, las Nakshatras pertenecen a uno de los cinco miembros (*pachanga*) que vimos en el capítulo anterior, son conocidas también como *moradas lunares* y conforman estaciones que marcan el movimiento diario de la Luna a través de la eclíptica, dividida en estos 27 intervalos iguales, en cada uno de los cuales la Luna permanece un poco más de un día. *Nakshatra* es una palabra sánscrita, *naksha* significa, entre otras cosas, "acercarse" y *tra* significa "cuidar" e "instrumento". Así, cada *Nakshatra* es la morada o casa de los dioses con el deber de cuidar y guiar las evoluciones cósmicas y solares.

En el sistema *Jyotisha* se considera que las 27 *Nakshatras* son la base de la comprensión y la práctica de la Astrología Natal y Electiva.

Las *Nakshatras* sirven como un sistema de marcaciones que puede ser utilizado para medir el tiempo valiéndose del movimiento de la Luna. Los intervalos de las *Nakshatras* están asociados con las constelaciones de estrellas, y uno puede determinar en qué *Nakshatra* se encuentra la Luna por observar las estrellas cercanas a ella.

En la literatura védica, cuando se habla acerca de una gran personalidad, o incluso de un avatar, a menudo se describen las circunstancias y el momento de su nacimiento. Casi siempre se menciona la *Nakshatra* en la que se encontraba la Luna en ese momento, así como el *tithi* (día lunar) y el mes lunar.

Existen tres constelaciones lunares en cada signo y cada una de estas constelaciones tiene una jurisdicción de 13° 20' de longitud (360° entre 27) y, aunque existen muchas más de 27, éstas son las que se toman en cuenta con propósitos astrológicos.

A su vez, cada *nakshatra* está dividida en cuatro padas o secciones iguales. Esto divide la carta astral en 108 diferentes posiciones o lugares para la Luna.

Así como los *Nakshatras*, se pueden mencionar como producto de la unión energía/astros al Tarot, la Kábala, el I Ching, los Registros Akáshicos, las Runas, la clarividencia, el desdoblamiento astral, la quiromancia, la telepatía, la telekinesis, el Chamanismo, el Naturalismo y la Medium. El listado incluye a los Maestros, Gurús e Iluminados; los Ascendidos; los Visionarios del Aura; los Yoguis; y los Sacerdotes Elevados.

Más diferencias entre los Zodíacos

Veamos algunas otras características de la Astrología védica, que la diferencia de la occidental:

1. Emplea un total de 16 cartas divisionales, basadas sobre la división de cada signo de 30 por un número de 60. En la Astrología occidental se consideran sólo tres

2. Tiene un completo sistema de períodos planetarios basados en la constelación lunar (Nakshatras) en la cual la Luna se localiza en el nacimiento.

3. Posee un sistema elaborado para determinar las fuerzas planetarias y las debilidades llamadas Shad Balas, que consideran las posiciones planetarias al minuto en la diferentes cartas divisionales, tiempo de hora, día, mes y año, dirección, fuerza de moción, etc.

4. Tiene un sistema complejo de determinar los rayos planetarios favorables vía signos llamados Ashtakavargas, el cual pueden ser usados para los tránsitos o astrología natal.

5. Contempla las diferentes combinaciones planetarias llamadas yogas (unión) de la cual existen varios cientos definidas por aspectos, intercambio, posición y regencia de casas.

6. Tiene un sistema único de neutralizaciones planetarias que incluye gemas, colores, mantras, rituales, mucho más complejos que aquellos usados por la astrología occidental medieval.

7. Posee un complejo y único sistema de astrología.

8. Tiene otro complejo sistema, el de astro-quirología, relacionada con la numerología.

9. Utiliza una medición llamada Navamsa ("nueve partes") que surge de dividir un Rashi o Signo en nueve sectores de 03° 20´ cada uno.

CAPÍTULO IV

Zodiaco Tropical Sayana

El Zodiaco Tropical Sayana es un Zodiaco temporal más que espacial, ya que no considera la precesión. Los trópicos de Cáncer y Capricornio representan los solsticios (*sayana*) y Aries será siempre el equinoccio, por lo que en realidad el Signo es la ubicación del Sol. De acuerdo a esto, entonces, es lo mismo decir "soy del Signo Leo" o "tengo el Sol en Leo". El cambio de la angulación del Sol hacia la Tierra en el momento del nacimiento da características a la personalidad, lo que se conoce como "Signos". Por supuesto, a esto se le agregan el resto de los planetas y sus relaciones.

Los Signos son la división de 30 grados a partir del equinoccio, en cambio, Constelación es el dibujo de las estrellas "fijas" en el cielo. En realidad, en el momento de nacimiento lo que marca la personalidad del Signo en el Zodiaco occidental es el Sol y ninguna otra fuerza.

Repasemos las fechas occidentales:

Símbolo	Signo	Fecha	Polo	Elemento	Planeta regente	Dosha
♈	Aries	20/3-18/4	+	Fuego	Marte	Pitta
♉	Tauro	19/4-19/5	-	Tierra	Venus	Kapha
♊	Géminis	20/5-20/6	+	Aire	Mercurio de agua	Vata
♋	Cáncer	21/6-21/7	-	Agua	Luna	Kapha
♌	Leo	22/7-21/8	+	Fuego	Sol	Pitta
♍	Virgo	22/8-21/9	-	Tierra	Mercurio de tierra	Vata
♎	Libra	22/9-22/10	+	Aire	Venus	Vata
♏	Escorpio	23/10-20/11	-	Agua	Marte Plutón	Kapha
♐	Sagitario	21/11- 20/12	+	Fuego	Júpiter	Pitta
♑	Capricornio	21/12- 19/1	-	Tierra	Saturno	Pitta
♒	Acuario	20/1-18/2	+	Aire	Saturno - Urano	Vata
♓	Piscis	19/2-19/3	-	Agua	Júpiter Neptuno	Kapha

El lugar de comienzo del Zodíaco es el de un cardinal de fuego Aries y corresponde aproximadamente al 21 de marzo. Los signos del Zodíaco nos muestran arquetipos energéticos que designamos con el nombre de las doce constelaciones zodiacales. Estos doce arquetipos van a indicarnos diferentes maneras de expresar la energía.

A continuación realizaremos una breve descripción de cada signo. Luego, veremos a cada uno con su correspondiente dosha.

- Aries, el carnero, se va expresar desde la iniciativa, el impulso, la fuerza, la conducción, desde el ser.

- Tauro, el toro, lo va a hacer desde la concreción, el trabajo, la conservación, la productividad, desde el tener.

- Géminis, los gemelos, va a expresarse desde la intelectualidad, la percepción, la comprensión, la explicación, desde el comunicar.

- Cáncer, el cangrejo, nos va a mostrar su impresionabilidad, sus recuerdos, su imaginación, desde el sentir.

- Leo, el león, lo hará desde su soberanía, su perfección, su dirección, su creatividad, desde el querer.

- Virgo, la virgen, nos expresará su energía desde la inocencia, el análisis, la selección, la crítica, desde el discriminar.

- Libra, la balanza, lo hará desde la ecuanimidad, el orden, la amabilidad, la armonía, la comprensión, desde el complementar.

- Escorpio, el escorpión, la va a expresar desde su posibilidad de renovarse, la transformación, la estrategia, desde el trasmutar.

- Sagitario, el arquero, va a expresar su energía desde la cultura, el discernimiento, la educación, desde el darse cuenta, el ver.

- Capricornio, la cabra, lo va a hacer desde la realización, la ambición, la practicidad, desde el hacer.

- Acuario, el aguador, va a expresarse desde la innovación, la instrucción, la invención, la fraternización, desde el saber.

- Piscis, los peces, lo va a hacer desde la universalización, la abstracción, la confianza, la inspiración, el servicio, desde la fe, el creer.

Estos signos se vinculan entre ellos guardando una profunda relación entre sí. A esta relación se la denomina "opuestos complementarios" y son:

Aries-Libra
Tauro-Escorpio
Géminis-Sagitario
Cáncer-Capricornio
Leo-Acuario.
Virgo-Piscis

Además, los Signos Zodiacales también actúan como la escala cromática de la música, es decir, ascendiendo un semi tono en cada nuevo signo, excepto Mi y Si, que no tienen sostenido o medio tono:

Aries: Do
Tauro: Do sostenido
Géminis: Re
Cáncer: Re sostenido
Leo: Mi
Virgo: Fa
Libra: Fa sostenido
Escorpio: Sol
Sagitario: Sol sostenido
Capricornio: La
Acuario: La sostenido
Piscis: Si

Una vez comprendido el sonido de los Signos, podemos formar un acorde básico (de tres notas) en el teclado con las tres esferas dominantes en una vida: El Sol, la Luna y el Ascendente por signo, con sus correspondientes sonoridades. El acorde simple o básico está compuesto por tres notas: tónica, sensible y dominante.

Asimismo, podemos ver la relación de los signos con los colores (empezaríamos con el rojo y Aries), con los números, y con otros elementos. En todos los casos se trata de vibraciones que resuenan entre sí formando una melodía cósmica.

Planetas o *Grahas*

En el glosario sánscrito, *Graha* tiene distintos significados: ataduras que sujetan el alma individual // Los órganos de los sentidos que se apoderan de los objetos que están a su alcance // Acto de coger // El robo // Estrella, planeta.

La naturaleza de los planetas para *Jyotish* es más importante que la de los Signos. Por ese motivo, Aries, Leo y Sagitario poseen sus correspondientes características, pues están regidos principalmente por el Sol y Marte. La posición y movimientos de los planetas actúan en los cuerpos físico y mental a través del biomagnetismo, y también actúan en la sincronicidad de acontecimientos, en las cartas del Tarot, en el I Ching, y en otras tantas predicciones.

Por la ley de correspondencia, cada planeta se asocia a estructuras anatómicas y fisiológicas, a desequilibrios y condiciones terapéuticas, al igual que a cristales, gemas, mantras, prácticas, notas musicales, chakras, etc.

Antiguamente los estudiosos veían que en el cielo había estrellas "fijas" y otras cinco errantes o móviles que no se quedaban quietas como para formar ninguna figura. Más tarde se descubrió que estaban más cerca de las estrellas y que en realidad eran cuerpos que reflejaban la luz del Sol. Luego de la tremenda explosión y la velocidad alcanzada, finalmente estamos todos girando y expandiéndonos; todos los *grahas* o planetas rotan sobre su eje en el mismo sentido antihorario (vistos desde el Norte), salvo Venus y Urano que giran en sentido horario, aparentemente por colisiones contra otros planetas o cuerpos gigantes que, literalmente, los "dieron vuelta". Del mismo modo, el hasta no hace mucho tiempo planeta Plutón tiene muy inclinado su eje de rotación (122 grados) y rota tan caído que muchos consideran también que lo hace en sentido horario.

Los planetas son cuerpos errantes que giran alrededor del Sol. No tienen luz propia, pero interactúan e influyen energéticamente no sólo en los animales, sino también en aquellas partes del cuerpo gobernadas por el signo que les corresponde, como así también en las constelaciones que están asociadas en alguna forma. Su luz se distingue de las estrellas pues no son tan brillantes y no titilan ya que no emiten, sino reflejan.

Los planetas nos informan o ubican psicológicamente, el Sol o el Signo es solo una parte del entramado energético.

Así, Vata se corresponde o relaciona con Saturno, con Rahu y con Mercurio; Pitta se relaciona más con Marte, Ketu y el Sol; mientras que Kapha lo hace con Venus, Júpiter y la Luna.

Repasemos: los planetas que están rodeando al Sol, desde el más cercano al más alejado, son los rocosos:

- Mercurio, que es el más cercano pero no el más caliente

- Venus, que es el planeta más caliente con sus 470 grados centígrados, a causa de su atmósfera y el efecto invernadero.

- Tierra, el rocoso más grande, con su satélite la Luna.

- Marte, el planeta rojo.

Los planetas que siguen son los gaseosos, más alejados del Sol:

- Júpiter, el planeta Guru, el más grande de todos (tiene un volumen 1.323 mayor que la Tierra).

- Saturno, el maestro, el más lindo para ver.

- Urano, relacionado con el aura.

- Neptuno, el de los sueños y las fantasías.

- Plutón, que es el más chico y el más frío de todos: -233 grados °C.

Entre Marte y Júpiter existe el llamado Cinturón de Asteroides (Centauros y Troyanos) y, entre Neptuno y Plutón, el Cinturón de

Kuiper con los Cubewanos (Kuiper está entre 30 y 50 U.A.). Un cubewano es un miembro de una clase de asteroides que evolucionan en el cinturón de Kuiper. El nombre tan peculiar se deriva del primer objeto de esta clase, el *1992 QB1* (en inglés QB-1, se pronunciaría algo así como *kjubiwan*, de ahí el nombre); los siguientes objetos de esta clase se denominaron al principio los QB1-os, luego "cubewanos". Los asteroides de este cinturón externo son más de agua congelada y material por estar más lejos del Sol, aquellos que salen de órbita y se acercan al febo pues son derretidos por éste y se los ve como cometas. Aparentemente el agua que los forma es un agua pesada, HDO, o sea con Deuterio. El núcleo del deuterio está formado por un protón y un neutrón (el hidrógeno tiene un solo protón), o sea tiene el doble de masa atómica que el hidrógeno. El deuterio combinado con el oxígeno forma agua pesada y algunos autores sostienen que el agua de la Tierra provino de estos millones de asteroides congelados.

Todo lo que esté más allá de Neptuno será un Objeto Trans Neptuniano o TNO (siglas en inglés), como los Plutinos (por Plutón). Urano, Neptuno y Plutón son los planetas transpersonales.

Planetas malos y planetas buenos

Jyotisha divide a los planetas en dos categorías: benéficos o expansivos y maléficos o restrictivos.

Los *graha Krura* (planetas maléficos) son Saturno, *Rahu*, Marte, *Ketu* y el Sol. Los dos primeros relacionados con Vata, los otros tres con Pitta, y ninguno para Kapha.

Los *graha Saumya* (planetas benéficos) son Júpiter, Luna y Venus, los tres de Kapha, a los que se suma Mercurio.

Cada planeta rige dos signos, excepto la Luna y el Sol que rigen Cáncer y Leo respectivamente.

Si influyen las constelaciones y el Zodíaco, que están bastante lejos desparramados por el universo, tanto mayor será la influencia de los planetas. Se llaman planetas interiores a aquellos cuyas órbitas tienen un radio menor que la órbita de la Tierra y por lo tanto están más cerca del Sol. Estos son Mercurio y Venus.

La Tierra/Luna le sigue a Venus, mientras que el resto de los planetas del Sistema Solar son los planetas exteriores: Marte, Júpiter, Saturno, Urano, Neptuno y Plutón.

Astrológicamente, los rocosos son los planetas personales (Mercurio, Venus, Tierra/Luna, Marte), mientras que los gigantes gaseosos Júpiter y Saturno son los planetas sociales y maestros internos. Para la astrología moderna occidental, Urano, Neptuno y Plutón son los planetas o *grahas* transpersonales.

Veamos sus tamaños comparativos tomando a la Tierra como 1:

Planeta	Diámetro en km	Diám./Tierra	Masa/Tierra	Densidad	Gravedad/Tierra	Inclinación del Ecuador respecto al plano de órbita del planeta
Mercurio	4878	0.38	0.056	5.44	0.37	0°
Venus	12100	0.95	0.815	5.26	0.91	2°
Tierra	12756	1	1	5.52	1	23°30'
Marte	6796	0.53	0.107	3.93	0.38	24°
Júpiter	142800	11.3	318	1.31	2.54	3°
Saturno	120600	9.5	95.1	0.69	1.08	27°
Urano	51200	4.01	14.5	1.21	0.88	98°
Neptuno	49500	3.92	17.2	1.5	1.15	29°
Plutón	2000	0.2				120°

Como ya explicamos, tanto los Signos como los planetas tienen características que les son propias (ley de analogía) a las que podemos ver por un lado como signaturas, y a la vez como frecuencias y vibraciones que resuenan o se corresponden energéticamente con colores, pensamientos, situaciones, regiones anatómicas, enfermedades, curaciones, experiencias y registros de ésta y otras vidas (pasadas y futuras), tendencias, e inclinaciones.

A continuación veremos algunas características de los *grahas* (incluyendo su nombre en sánscrito), que luego ampliaremos en cada dosha correspondiente.

☽ Luna o *Chandra*
Metal: plata
Vuelta al Zodiaco: 27 días
Dosha: Kapha
Lunes

Representa al día lunes. La media luna derecha como vista en esta figura representa el cuarto creciente en el hemisferio Norte. El cuarto creciente en el hemisferio Sur tal como lo vemos en la Argentina, es la media luna iluminada a la izquierda. Esta media luna representa el alma, el subconsciente, el pasado, la familia, la mujer, la madre, el hogar, las emociones y la mente. Está relacionada con el pulmón, los ovarios, los fluidos y líquidos, el pelo, el riñón, la sangre y el corazón.

Por su cercanía, la Luna ejerce una influencia gravitatoria mayor que el Sol, rigiendo las mareas de los océanos y de la mente, las emociones, la alimentación, lo maternal y lo femenino. Es la puerta de entrada al *Sukshma sharira* o "cuerpo astral" (menteprana). Es el símbolo del alma y refleja la posición del Sol. Representa la energía femenina (Yin).

La luna es blanca, plateada (plata, metal de la luna), ergo influirá en los glóbulos blancos, la defensa, la inmunidad, el agua y el brillo corporal. Además, refleja y cambia su luz rápidamente, por lo que es más femenina e influye en los cambios de carácter.

Su blanco influye en el calcio que protege, cierra en círculo, es centrípeta, emocional y con memoria.

♂ Marte o *Kuja*

Metal: hierro.
Vuelta al Zodiaco: 2 años
Dosha: Pitta
Martes

Señala el objetivo en el plano material, los deseos, la ambición, la acción vital, la energía sexual y la impulsividad, postergando el círculo que es la espiritualidad. Está relacionado con cara, pelvis, testículos, ovarios, tumores y próstata. Marte rige las agresiones, las emergencias y la rudeza. Su nombre viene de *Mars*, que significa "marcial", "guerra" y "combate".

Es el planeta rojo y por lo tanto influirá en todo lo rojo: sangre, hierro, hemoglobina, O_2 (el Fe es el metal que más rápido se une al O_2), corazón, impulso, fuerza modificadora, agresividad, fuego, flecha dirigida a algo, combustión y acidez. Es centrífugo y tiende a eliminar quistes, nebos y tumores, energía centrífuga que no se pudo eliminar.

Entre Marte y Júpiter, en el cinturón de Asteroides, se encuentra Ceres, el mayor asteroide descubierto por el hombre catalogado como planeta enano por la International Astronomical Union (IAU) el 24 de agosto de 2006. Actualmente se están estudiando sus posibles influencias.

☿ Mercurio o *Buda*

Metal: mercurio
Vuelta al Zodiaco: un año aproximadamente
Dosha: Vata
Miércoles

El círculo del espíritu entre la medialuna de la mente y la cruz de la materia. Representa la unión y comunicación de los tres elementos. Es la mente intelectual, el diálogo, la comunicación la realidad concreta, el pensamiento y la lógica. Se relaciona con piel, nariz, asma y desórdenes del sistema nervioso. Su influencia nos brinda juventud. Rige la comunicación. Desde que Plutón dejó de considerarse como planeta, Mercurio es el más pequeño. Además es el más cercano al sol y el más rápido. Mercurio está entre el sol y los demás planetas; ergo, será su influencia como el intermediario más rápido del Sistema Solar, relacionado con el aire, el sistema nervioso, la palabra, el conocimiento y el hombre

En mitología, Hermes es el dios mensajero de los dioses y pertenece a Mercurio; con sus alas en los pies lleva la información del sol. Hermes es el nombre griego de una deidad intermediaria, mensajera de los dioses y educadora de los hombres, que ha sido conocida con diferentes designaciones y ropajes simbólicos por casi todas las culturas arcaicas y tradicionales. Hermafrodita es el hombre y la mujer en una misma persona (andrógino), viene de Hermes y Afrodita; Afrodita es la Venus latina, la diosa del amor, la belleza y lo femenino.

♃ Júpiter o *Guru*
Metal: estaño
Vuelta al Zodiaco: 12 años
Dosha: Kapha
Jueves

Es la medialuna del alma surgiendo de la cruz de la materia. La mente superior, la expansión, la espiritualidad material, las opiniones, el gran beneficio y la fe. Influye en la rectitud, es bondadoso y rige las cosas importantes. Está relacionado corporalmente con el hígado, grasa, orejas, arterias. Es el planeta de mayor tamaño y el más rápido en la velocidad de rotación.

♀ Venus o *Shukra*
Metal: cobre
Vuelta al Zodiaco: un año aproximadamente
Dosha: Kapha
Viernes

Es el círculo del espíritu sobre la cruz de la materia. El amor consciente, el sentimiento, las relaciones, la armonía, el arte, la belleza, las posesiones y el dinero. Se relaciona con el aparato sexual, la garganta, los ojos y las vías urinarias. Rige disciplinas y sentimientos refinados como arte, música, amor y belleza. Según una tradición metafísica, de Venus descendieron a la Tierra seres denominados "Hijos del fuego", quienes fundaron la Fraternidad Blanca. Es el lucero del alba y del atardecer, la primera estrella que vemos en el cielo. En India, *shukra* es también el aparato genital femenino y su potencial.

♄ Saturno o *Shani*
Metal: plomo
Vuelta al Zodiaco: 29 años y medio
Dosha: Vata
Sábado

La cruz de la materia por encima de la medialuna del alma. La sabiduría, la cristalización, la justicia, la limitación, el maestro, la autoridad suprema, el padre y el karma. Está relacionado con los huesos, los dientes, el pelo, el sistema nervioso, y las enfermedades infecciosas y neumogástricas. Rige las restricciones y bloqueos, los trastornos insalvables y la muerte. Su influencia origina un ser viejo, lento, oprimido y sucio. Es el planeta más maléfico.
Saturno es de signatura fría, por ende endurece y constipa. Es a la vez sostén, estructura y huesos. Junto con Marte representan al cuerpo físico o *sthula sharira*.

☉ Sol o *Surya*
Metal: oro
Vuelta al Zodiaco: un año usando nuestra visión geocéntrica
Dosha: Pitta
Domingo

Es el círculo que representa el espíritu. Tiene que ver con el ego, la conciencia de la personalidad, la esencia, la individualidad, el ser y la creatividad personal.

Resuena en los ojos, la piel, el cerebro, los huesos, el estómago y el corazón. Otorga brillo, calor y protección. Es el día. Impone amor y respeto al mismo tiempo, como el fuego. Como parte de los cinco elementos, es fuente de vida. Representa la energía masculina (Yang). Es la puerta de entrada al cuerpo causal o *karana sharira*.

Los dos planetas sombríos

Hay dos "planetas" más de los que sí hablaban los Vedas: los *Chaaya Grahas* ("planetas sombríos") *Rahu* y *Ketu*, que no son planetas sino los puntos matemáticos y energéticos que vimos en el capítulo anterior. Se los denomina también "nodo norte" y "nodo sur", o "la cabeza" y "la cola" del dragón. Su representación mitológica es la de un dragón o serpiente que fue cortado en dos: cabeza (*Rahu*) y cola (*Ketu*).

La órbita o eclíptica de la Luna es de unos 5° con respecto a la Tierra, por lo que, al igual que la de la Tierra con el Sol, se cruzarán energéticamente dos veces (A y B), formando los nodos o nudos norte (*Rahu*) y sur (*Ketu*).

Rahu y *Ketu* pueden ser causantes de grandes conflictos, insatisfacciones y enfermedades, pero comprendiéndolos y trabajando con ellos espiritualmente, podemos conectar estas dos fuerzas antagónicas, transformándolas en un poder espiritual. Este conflicto se manifiesta en dos fuerzas antagónicas en nuestro inconsciente, que generan los conflictos y dualidades, miedos, deseos compulsivos, rechazos o fobias, y situaciones kármicas que nos llevan e enfrentarlos. Ya los veremos más adelante.

☊ Rahu
Nodo norte de la Luna
Dosha: Vata
Actúa en la mente, la respiración, la lepra y el cáncer. Su naturaleza es la ansiedad, el miedo, lo repentino.

☋ Ketu
Nodo sur de la Luna
Dosha: Pitta

Relacionado con los cólicos intestinales, la fiebre, los desequilibrios y las enfermedades poco conocidas. Rige lo degollado, lo decapitado y la muerte; también los renunciamientos, las separaciones, las carencias y las privaciones.

Urano, Neptuno y Plutón

Existen tres *grahas* más que no fueron descritos en la antigüedad, ya que su descubrimiento data de los años 1781, 1846 y 1930, respectivamente. Se cree que, si bien Júpiter y Saturno son gaseosos, ambos poseen un núcleo duro en su interior. No sucede lo mismo con Urano y Neptuno. Plutón es el planeta más frío y está totalmente congelado, por lo que representa un "planeta" sólido.

A causa de su descubrimiento posterior, Urano, Neptuno y Plutón no se consideraban en la clásica astrología oriental *Jyotish*. A cada descubrimiento en el Zodiaco occidental hay que redistribuirle las energías, conjunciones y atributos.

♅ Urano.
Vuelta al Zodiaco: 80 años aproximadamente.

Representado por dos medias lunas opuestas unidas por la cruz de la materia, sobre el círculo del espíritu. Es la conciencia cósmica universal, la sabiduría desconocida e ilimitada, la completa libertad, originalidad y rebelión, así como los cambios inesperados. Regula las membranas del cerebro, los fluidos y el tejido nervioso. Está relacionado con el aura. Como vimos antes, junto con Venus, presenta rotación planetaria en sentido horario (aquí también el Sol sale por el Oeste).

♆ Neptuno
Vuelta al Zodiaco: 164 años aproximadamente.

Representado con el tridente del Dios Neptuno, que a su vez se vincula con un número, el 3, de mucho poder. También el dios hindú Shiva tiene su tridente o *Trishul*. Es la disolución de la materia, la imaginación subconsciente, los sueños y las fantasías, la espiritualidad cósmica, la nebulosidad o confusión. Está relacionado con la telepatía, los ojos y el cerebro.

♇ Plutón

Vuelta al Zodiaco: 250 años aproximadamente.

Es el alma que se eleva luego de dejar las cosas materiales, transformándose en luz. Representa la transmutación, el cambio, las tendencias negativas o destructivas. Actúa sobre lo misterioso y en un plano sutil más que corporal. Recientemente, Plutón perdió su categoría de "planeta", de acuerdo con una nueva clasificación por parte de los astrónomos.

El mapa del cielo

Recordemos ahora un poco los símbolos, los planetas y sus regentes o domicilios (Aries y Casa I comienzan en la horizontal a la izquierda con Marte como domiciliado, y siguen en sentido antihorario).

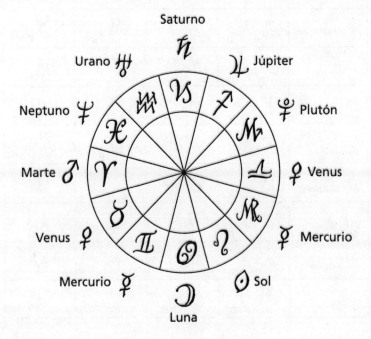

Saturno y *Rahu* son los responsables por la mayoría de los desequilibrios Vata (huesos, alteraciones del sistema nervioso). Marte y *Ketu*, por los de Pitta (fiebre, infección, temperamento violento) y la Luna y Júpiter, por los desequilibrios Kapha (apego, flemas, sobrepeso).

El cuerpo es la parte visible del alma y ésta, a su vez, es lo mismo que el espíritu. La mente es el puente. Gracias a que existe el cuerpo físico (mi espacio), existe todo lo demás (energía, mente, alma). Lo concreto es que en donde está el cuerpo, está la vida. En ningún otro lugar.

Veamos otro cuadro resumen de los planetas:

Planeta	Domicilio	Exilio	Exaltación	Caída
☉ Sol	♌	♒	♈	♎
☽ Luna	♋	♑	♓ ♉	♏ ♍
☿ Mercurio	♊ (N) ♍ (D)	♐ ♓	♍ ♏	♉ ♓
♀ Venus	♉ (N) ♎ (D)	♏ ♈	♋ ♓	♑ ♏
♂ Marte	♈ (D) ♏ (N)	♎ ♉	♑	♋
♃ Júpiter	♐ (D) ♓ (N)	♊ ♏	♉ ♋	♏ ♑
♄ Saturno	♑ (D) ♒ (N)	♋ ♌	♎	♈
♅ Urano	♒ (N) ♑ (D)	♌ ♋	♏ ♍	♓ ♉
♆ Neptuno	♓ (N) ♐ (D)	♍ ♊	♒	♌
♇ Plutón	♏ (N) ♈ (D)	♉ ♎	♊	♐

Una Carta Natal, Carta Astral o *Rashi Chakra*, es el mapa del cielo, visto desde la Tierra, en un momento y lugar determinados. *Rashi Chakra* es el mapa que nos muestra la posición que los astros tenían en el día y la hora de nuestro nacimiento. Corresponde al entramado energético del individuo, revelando las posibles limitaciones, conflictos y un sinfín de posibilidades que dependerá de cada individuo.

La posición de los astros en el momento exacto del nacimiento nos da un indicio de la salud, enfermedades y características físicas de la persona. Su conocimiento nos puede ayudar a prevenir y tratar ciertas patologías, y hasta nos puede indicar cuál es el momento preciso para realizar una intervención quirúrgica.

Esa información cósmica sugiere hasta el nombre que nos van a poner nuestros padres. Tal vez no sea casual el nombre que tenemos y cada nombre revela el sentido de quien lo lleva. Dicen que revela la naturaleza y el destino del alma, no solo del cuerpo y mente.

Rashi Chakra (se refiere a la Carta Natal, aunque vimos que literalmente significa rueda de los Signos) también es un indicador del karma que la persona trae a esta vida de su vidas previas, y cómo y en qué áreas ese karma va a afectar en esta vida, a la vez de entender las influencias de los planetas durante sus tránsito, sus aspectos, sus uniones (de ahí que se le dice "yogas" en sánscrito); es nuestra huella digital cósmica, y muestra nuestras características individuales. A través de ella podemos aprender sobre nosotros mismos, conociendo nuestras virtudes y nuestras fallas, lo que nos permitirá realizar cualquier corrección, modificación u orientación hacia lo que más nos convenga.

Los hindúes dicen que se debe conocer antes a la persona para confeccionarle la Carta Natal. Para los expertos astrólogos védicos llamados *Pandits Jyotisham* o directamente *Jyotishis*, es importante *ver* al microcosmos para poder relacionarlo con el macrocosmos.

El macrocosmos está representado por los planetas y los Signos, es decir, por los *Grahas* y los *Rashis*. El microcosmos está representado por los escenarios de nuestras vidas donde representamos los distintos roles, conocidos por las Casas o *Bhavas*.

Rashi Chakra (recordamos, es la Carta Natal) es la representación gráfica de la sincronicidad existente entre el macro y el microcosmos, es pura astronomía mientras que su interpretación es astrológica

Al decir que una Carta Natal es un mapa del cielo del lugar y momento en que nació un ser, "mapa" es en el sentido cartográfico y por eso se lo llama "carta" natal, prestándose a veces a confusión respecto de las cartas (por ejemplo, las de Tarot).

Para los hindúes, todos nacemos en este plano terrenal con el propósito de continuar el aprendizaje hacia la iluminación, la felicidad total, la realización de Dios. Este es un proceso que requiere de muchas vidas o encarnaciones.

Cada persona se encuentra en un nivel diferente de aprendizaje y debe pasar por diferentes lecciones y experiencias en esta vida. Para cada uno, estas lecciones son diferentes, si bien la meta es la misma.

De esta forma, en *Rashi Chakra* hay tres niveles para ver: los Signos, los planetas que dibujan relaciones angulares entre ellos mientras se desplazan y las Casas, que representan las distintas áreas de experiencia de vida en la Tierra.

Estos planos interactúan constantemente, no pueden separarse al interpretar una carta, es más, deben interrelacionarse.

Analizando una Carta Natal

Veamos un poco ambas cartas natal, comenzando por la occidental:

El dueño de esta carta natal está parado en el centro de este círculo o mandala mirando hacia arriba de la hoja, o directamente viéndolo ubicado en el Norte; desde esta visión se vería al Este a la izquierda, y por lo tanto en hora 9 de la Carta Natal, estaría el Ascendente (Piscis).

Vemos en el borde externo del mandala los Signos y los grados donde empiezan y terminan las Casas, divididos por una línea llamada cúspide, lugar donde más fuerte actúan los astros y que difieren en la ubicación con respecto al Zodiaco Sideral. Vemos que Casa 1 comienza a los 0º 57' de Piscis y termina en los 25º 37', cúspide de la segunda Casa.

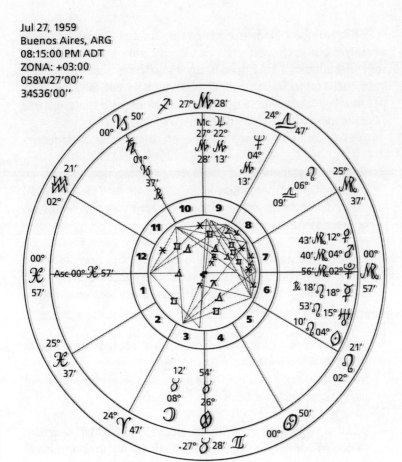

Jul 27, 1959
Buenos Aires, ARG
08:15:00 PM ADT
ZONA: +03:00
058W27'00''
34S36'00''

En el medio están los planetas que ejercen sus fuerzas en tales escenarios de vida (las Casas están en números arábigos).

Por dentro de estas Casas, en el centro del mandala están representados los ángulos energéticos (*yogas*) entre los planetas... y así vamos analizando este entramado energético. En tal escenario de vida (Casa) tengo la fuerza de un Signo y un planeta determinados. La Carta Natal es la trama energética y la Luna es el campo emocional primario.

En este caso, la Luna está en Tauro y en Casa III. Géminis ocupa toda la Casa IV, Sol en Leo (recordamos "Sol en" es sinónimo a "Signo de"), la energía de Libra en Casa VIII, y Escorpio en la IX. Se van uniendo las energías y los entramados posibles para cada persona.

Es preciso notar algunas cuestiones: ¿Están ocupadas las Casas angulares que corresponden a los Signos cardinales? Las sucedentes corresponden a los Signos fijos y las cadentes a los mutables... ¿por cuál están ellas ocupadas? ¿Cuál Signo y cuáles planetas se hallan en el Ascendente y qué planetas hay en las distintas Casas? ¿Cuál es el signo de la cúspide o Medio Cielo?

Antes de continuar, es preciso tener en cuenta algunos términos:

- Se llama "Ascendente" al grado de la eclíptica que asciende en un determinado momento y lugar, o al punto de intersección del plano del horizonte con el plano de la eclíptica en el hemisferio oriental o Este.

- Se llama "Descendente" al grado de la eclíptica que desciende en un determinado momento y lugar, o al punto de intersección del plano del horizonte con el plano de la eclíptica en el hemisferio occidental u Oeste.

- Se llama "Medio Cielo" o "Medium Coeli" al grado de la eclíptica que está teniendo su culminación superior en un determinado momento y lugar, o al punto de intersección del plano del meridiano superior con la eclíptica.

- Se llama "Fondo del Cielo" o "Imum Coeli" al grado de la eclíptica que está teniendo su culminación inferior en un determinado momento y lugar o, al punto de intersección del plano del meridiano inferior con la eclíptica.

Por su parte, cada hemisferio se ocupa de un aspecto diferente:

- El hemisferio superior ve lo colectivo, las Casas del VII al XII

- El hemisferio inferior ve lo personal, Casas del I al VI

- El hemisferio Oriental (recordamos, el lado izquierdo desde donde lo vemos) es el "yo", con las Casas I, II, III y X, XI Y XII

- El hemisferio Occidental (el derecho) de las Casa IV a IX

Ahora bien, ¿hay algún hemisferio (oriental/occidental, superior/inferior) que esté más poblado que otros?, ¿qué sucede con el cuadrante?

La líneas divisorias entre las Casas se llaman "cúspides", lugar donde los astros presentan más fuerza. La pregunta sería, entonces, ¿qué planetas y Signos hay en las cúspides? De esta manera se irán relacionando todos los aspectos.

La Carta Natal védica

Aries siempre comienza en el mismo lugar (1). Recordamos los domicilios o regentes y los exaltados.

Piscis R: Júpiter tierra E: Venus	**Áries (1)** Regente R: Marte aire, Exaltación E: Sol	**Tauro** R: Venus tierra E: La Luna	**Géminis** R: Mercurio aire E: Rahu
Acuario R: Saturno aire E: Mercurio aire			**Cáncer** R: Luna E: Júpiter
Capricornio R: Saturno tierra E: Marte			**Leo** R: Sol E: Plutón
Sagitario R: Júpiter aire E: Ketu	**Escorpio** R: Marte tierra E: Urano	**Libra** R: Venus aire E: Saturno	**Virgo** R: Mercurio E: Mercurio

Veamos un ejemplo:

Sol Mercurio Venus 06° 31′			Ascendente
Saturno Rahu			
			ketu
Júpiter Marte	Luna		

Supongamos en la figura que la consultante nació el 16 de abril, Aries, con Ascendente o *Lagna* situado en Géminis, lugar de Casa I, el Sol, Mercurio y Venus, en un ejemplo, a 06° 31′ de Piscis, Saturno y *Rahu* en Acuario, Júpiter y Marte en Sagitario, la Luna en Escorpio y *Ketu* en Leo. En el cuadrado central se trazan los *yogas* o aspectos.

Ketu ocuparía el lugar de la casa III ya que la primera (*Lagna* o Ascendente) en este caso está en Géminis (se numera en sentido horario, al revés que la carta occidental).

Debido a la rotación de la Tierra sobre su eje, los signos o *rashis* ascienden en el cielo por el horizonte Este de la misma, volviéndose visibles en el cielo, y descienden por el horizonte Oeste para volverse invisibles nuevamente, en relación a un lugar específico de la Tierra.

Al momento del nacimiento de una persona, o al comienzo de un evento, uno de estos *rashis* estará ascendiendo por el este del horizonte.

Las Casas

Los Signos donde se ubican trasmiten sus naturalezas sobre las diferentes partes de nuestras vidas y las Casas rigen partes específicas de la vida.

Se conoce entonces como Casas o *Bhavas* de *Rashi Chakra* a la división de observación al momento de nacer y sobre el lugar de nacimiento, se hace una división de 12 Casas celestes y cada Casa se constituye de unos 30 grados, para muchos otros autores no es una división fija como los Signos ya que parte la eclíptica como gajos de naranja, ergo la parte que esté por arriba o por abajo variará en algo los grados.

Las Casas, repetimos, son el escenario de vida donde uno actúa, por ejemplo, cómo sos con tus hermanos estará influenciado por los planetas, Signos, aspectos que aparezcan en casa III; cómo sos con la competencia, el trabajo y tus finanzas, están ubicados en el espacio con la vibración de los astros presentes en Casa II, y así con tu madre, hogar, educación, etc.

Las 12 Casas de la Carta Natal no se deben confundir con los 12 Signos del Zodiaco. Los Signos son divisiones del Zodiaco, mientras que las Casas son las divisiones del mapa natal y se refieren a asuntos concretos de nuestra vida.

Así como el Zodiaco comienza en el equinoccio de marzo, las casas comienzan en el ascendente de la Carta Natal; ambos contra las agujas del reloj.

La Jyotish difiere de la Astrología occidental en la posición de la cúspide de las Casas, pero veremos la nuestra para no complicar más.

Las Casas se corresponden a los escenarios de la vida, son análogas a los Signos pero con un entramado energético que varía según el Ascendente, ya que donde esté el Ascendente será Casa I.

Representan las doce secciones desiguales (para algunas escuelas iguales) en las que se divide la esfera celeste. Existen varios sistemas de división de Casas astrológicas, pero el más utilizado tal vez es el que las considera como secciones fijas con respecto al horizonte (no cortes exactos según grados) y que comienza con la Casa I, que es la Casa del Ascendente.

Las primeras seis Casas, desde la número I a la número VI, tienen relación con el ser humano en su terreno más personal; a partir de la Casa VII y hasta la XII, se observan las diversas zonas en las que se desenvuelve la persona colectivamente.

Cada una de las Casas marca una zona o área en la que los planetas y Signos. Según su ubicación, actúan o se manifiestan de una manera determinada o de otra. El sistema que se puede seguir para estudiar las Casas en relación con el Tarot es sencillo: La Casa I es análoga al Signo 1 (Aries), la Casa II es afín al Signo 2 (Tauro), y así sucesivamente.

Cada una de estas Casas astrológicas tiene un significado especial y según el planeta que haya en ellas, Sol, Luna y los aspectos entre sí, adquieren gran importancia en el horóscopo personal, de ahí la importancia de tener hecha la Carta Natal.

Las Casas o escenarios de vida Vata son III, VI, VII y XI (correspondientes a los signos Géminis, Virgo, Libra y Acuario), las Casas Pitta I, V, IX y X (Aries, Leo, Sagitario, Capricornio) y por último las Casas Kapha son II, IV, VIII y XII (Tauro, Cáncer, Escorpio, Piscis).

En resumen:

- **Casa I:** Los planetas ubicados en esta Casa influirán en la vida del individuo en general, en su apariencia física, su temperamento, sus tendencias hereditarias, su personalidad.

- **Casa II:** El escenario es la economía, las finanzas, la gestión, la adquisición, el deseo de posesión, la fortuna, los bienes adquiridos por el trabajo, las ganancias y las pérdidas.

- **Casa III:** El intelecto concreto, la creación, la transmisión y las comunicaciones, los escritos, la publicidad, los viajes cortos, los colegas, los parientes consanguíneos, hermanos y hermanas, los vecinos, el sexo (aunque es más representativa la octava Casa).

- **Casa IV:** El domicilio, la herencia, la condición al final de la vida, los padres, el patrimonio, la herencia de propiedades, sobre todo de terrenos, la influencia y herencia de los padres y abuelos (el atavismo), las propiedades, los terrenos, la tumba, las realizaciones últimas.

- **Casa V:** Las relaciones sentimentales, las realizaciones en el terreno artístico y teatral, las exhibiciones; las diversiones sociales y públicas, los placeres, las empresas y la especulación, la progenie, la educación, los amores libres.

- **Casa VI:** La salud y la evolución de las enfermedades, los servidores y empleados, el trabajo forzoso, obligado, las situaciones subalternas, el confort y la higiene, los tíos y tías, los pequeños animales domésticos.

- **Casa VII:** El matrimonio, los contratos, los asociados, el cónyuge, los enemigos declarados, los abuelos, los procesos, la vida social, las relaciones con la sociedad.

- **Casa VIII:** La muerte, la regeneración, el sexo, la transformación, las herencias, los legados, la acción sobre una nueva base hacia el progreso o la renovación, las finanzas del cónyuge o asociado, los testamentos.

- **Casa IX:** La mente abstracta o especulativa, el extranjero, los viajes al extranjero, los largos viajes por tierra o mar, la evolución espiritual del individuo, sus aspiraciones superiores, la filosofía, la ley y la religión, las ciencias elevadas.

- **Casa X:** La carrera del sujeto, el poder potencial, la acción en la sociedad, el éxito social, el crédito, los honores, la gloria, la celebridad, el camino que el individuo ha escogido libremente, las ocupaciones que corresponden a sus aspiraciones; la madre (en natividad masculina).

- **Casa XI:** Las relaciones de amistad, las esperanzas y proyectos, las colaboraciones, la popularidad, las protecciones, la actitud del individuo hacia sus amigos y relaciones.

- **Casa XII:** Los problemas y las preocupaciones, las tristezas y pruebas, la fatalidad, las enfermedades graves que necesitan hospitalización, las pérdidas de libertad, las cárceles, los asilos, el crimen, las traiciones, las cosas ocultas, los enemigos secretos, los complots, las emboscadas, los trabajos sucios, la soledad, el exilio, la vida oculta, el desapego de las cosas materiales, la renunciación, la evolución interior, el suicidio, el vicio.

Hay muchas formas de clasificar las Casas, una división védica de las Casas agrupadas en cuatro *Trikonas* ("triángulo") representan los *purushartas* u objetivos de la vida que vimos en el capítulo anterior: *Dharma, Artha, Kama* y *Moksha*.

Casas *Dharma*. Casas I, V y IX

Estas Casas están relacionadas con el sentido del deber, la misión en la vida, el camino para el progreso del alma en la evolución espiritual, la filosofía de vida, principios morales y éticos, la religión, espiritualidad, tipos de adoración, maestros espirituales, enseñanzas, honestidad y valores morales. Están consideradas como las Casas más auspiciosas, ya que seguir el dharma o el deber trae buena suerte debido al resultado del buen karma. Estas Casas también muestran el buen karma del pasado y cómo ésta afecta en la vida presente. Los planetas ubicados en estas Casas, además de las Casas que rigen, tienden a prosperar y ser favorables para la persona y además indican la forma en que la persona progresa espiritualmente en esta vida y crea buen karma para el futuro.

Ellas corresponden a las Casas de sabiduría y conocimiento; son las Casas de la buena suerte y el éxito.

Casas *Artha*. Casas II, VI y X

Artha está relacionada con el mantenimiento material y físico de la vida. Están relacionadas con la prosperidad, abundancia, dinero, trabajo, éxitos materiales y reconocimiento. La Casa II se relaciona principalmente con la abundancia en general, el dinero de la familia o fortuna que viene sin esfuerzo. La Casa VI representa la capacidad de hacer esfuerzos y trabajar duro para obtener lo que el individuo necesita así como los posibles obstáculos en la vida y la capacidad para vencerlos. La Casa X representa el éxito laboral, estatus o posición social, nombre y fama.

Casas *Kama*. Casas III, VII y XI

Están relacionadas con los deseos, los disfrutes sensuales y la posibilidad de satisfacerlos. La Casa III está relacionada principalmente con las ambiciones y motivaciones personales, poder personal y físico. La Casa VII representa sobre todo lo sexual, deseo y atracción por el sexo opuesto, el deseo de tener una relación íntima y otro tipo de sociedades. La Casa XI se relaciona más con los deseos de tener dinero, ganancias y posesión de objetos o situaciones deseadas. También está relacionada con el deseo de disfrutar la amistad y las relaciones sociales.

Casas *Moksha*. Casas IV, VIII y XII

Esas Casas están relacionadas con la vida espiritual y la búsqueda de liberación de la esclavitud material y del círculo del Karma y los sufrimientos del mundo. *Moksha* es la más alta meta de vida, el retorno a la fuente desde donde el alma proviene, para llegar a la absoluta iluminación y libertad. Es la necesidad de desapego y de soltarse del mundo material y los pensamientos para su completa inmersión en la conciencia espiritual. La Casa IV está relacionada con el camino del amor y devoción o *Bhakti*, entrega del corazón (apertura del chakra del corazón) y sublimación de las emociones hacia Dios y la experiencia de la felicidad y el amor cósmico. La Casa VIII está relacionada con la destrucción de la ignorancia espiritual y purificación de los malos karmas pasados y el despertar de la *Kundalini*, el poder espiritual y psíquico que trae la capacidad para controlar y tener dominio sobre la mente y conquistar la muerte. La Casa XII representa la entrega completa del Ego y sentido de individualidad a Dios, desapegándose de las posesiones materiales. Es el camino de la renuncia, aislamiento, monasterio y entrega.

A su vez, existen otras clasificaciones, divisiones o agrupaciones de Casas:

Casas *Kendra* (casas angulares): I, IV, VII y X

Representan la fortaleza de la carta y la vida en general, así como la capacidad para conseguir las metas deseadas. Los planetas situados en estas Casas son fuertes y tienen la capacidad de expresar sus energías plenamente. Planetas benéficos ubicados aquí, brindan apoyo y agregan longevidad y éxito en la vida, mientras que los planetas maléficos pueden causar una gran cantidad de dificultades. La Casa X es considerada la más fuerte y los planetas allí tienden a dominar la totalidad de la carta pudiendo a veces ser aún más predominantes que el ascendente en sus efectos en la vida y la personalidad.

Casas *Upachaya*. Casas III, VI, X y XI

Son llamadas Casas de crecimiento. Los planetas situados en esas Casas tienden a crecer y mejorar con el tiempo y la edad. Los planetas maléficos ubicados aquí (especialmente en las Casas III, VI y XI) son una gran ayuda para superar toda clase de dificultades en la vida. Es la mejor ubicación para los planetas maléficos.

Casas *Dusthana*. Casas VI, VIII y XII

Son llamadas las Casas de sufrimiento y dificultades. Son adversas para la prosperidad material y bienestar y los planetas ubicados en ellas y las Casas que ellos rigen tienden a sufrir, estar obstruidas o ser fuente de dolor en la vida. Si los planetas ubicados aquí están exaltados o en su propia Casa, esto es en realidad beneficioso y da la capacidad para soportar y superar el dolor y las dificultades. La Casa VI está relacionada con los obstáculos, enfermedades, accidentes, luchas, peleas, enemigos y deudas. La Casa VIII está relacionada con la obstrucción, muerte, dolor, oscuridad o depresión, cosa que si es trascendida se eleva espiritualmente hacia el moksha. La Casa XII está relacionada con pérdidas, separaciones y finales. A pesar de eso, estas Casas son importantes para el crecimiento espiritual. Si están fuertes y bien dispuestas, representan la capacidad para practicar Yoga y liberarse del dolor o los sufrimientos.

Casas *Panapara*, Casas II, V, VIII y XI

Son las Casas exitosas. Corresponden en significado con los Signos fijos, relacionados con estabilidad, preservación, ingresos y seguridad material. Los planetas situados en esas Casas están considerados como moderados en fortaleza. La Casa VIII puede traer escenarios negativos como vimos (también es una Casa *Dusthana*), pero también traer abundancia a través de herencias, testamentos o del cónyuge.

Casas *Apoklima*. Casas VI, IX y XII

Los planetas ubicados en esas Casas son considerados débiles y no muy poderosos. Esas Casas corresponden en su significado a los signos duales. Entre ellas, la Casa IX es la mejor, ya que es también una casa *"dharma"* y los planetas ubicados aquí son fuertes y tienden a traer buena suerte. La Casa XII es considerada la más débil de todas y los planetas situados aquí tienen dificultades para expresar su energía en niveles concretos materiales, aunque ellos pueden ser muy buenos para el progreso espiritual.

Casas *Maraka*. Casas II y VII

Son llamadas *Maraka*, que significa "mortales". Tienen la capacidad de causar la muerte o enfermedades. Normalmente la muerte de una persona es durante los tránsitos de un planeta ubicado o asociado con estas Casas o sus regentes.

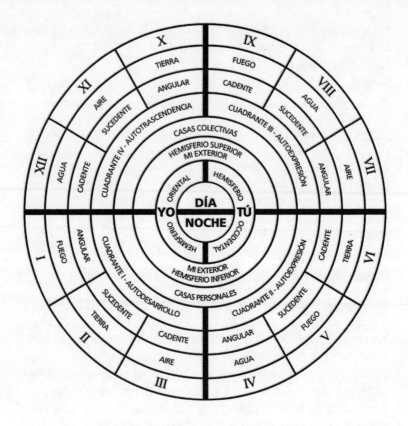

Casa I	Casa del cuerpo o *Thanu Bhava*
Casa II	Casa de las riquezas o *Dhana Bhava*
Casa III	Casa de los hermanos o *Bhatra Bhava*
Casa IV	Casa de la paz doméstica o *Sukha Bhava*
Casa V	Casa de la progenie o *Putra Bhava*
Casa VI	Casa de los enemigos o *Satru Bhava*
Casa VII	Casa del esposo(a) o *Kalatra Bhava*
Casa VIII	Casa de expansión de vida o *Ayur Dhava*
Casa IX	Casa de la suerte o *Bhagya Bhava*
Casa X	Casa de la profesión o *Karma Bhava*
Casa XI	Casa de las ganancias o *Labha Bhava*
Casa XII	Casa de los gastos o *Vvya Bhava*

Existen improntas existentes en el *Akasha* que nos muestran que todo lo que acontece en la materia queda registrado en él como una energía etérica que vibra a una determinada frecuencia. Esas improntas se pueden observar, por ejemplo, en los registros aká- shicos, los registros del viaje del alma; estos registros pueden ser leídos por personas cuyas facultades espirituales están desarrolla- das, a través de ritos y plantas, regresiones, o hipnosis. Se busca un estado alterado de conciencia que no respeta el espacio ni el tiempo, ya que es la memoria astral y por lo tanto puede viajar en el tiempo/espacio.

CAPÍTULO V

Las dos mitologías

Para los hinduistas, sus tradiciones y textos no son mitología. Un ejemplo paralelo sería llamar al Antiguo Testamento de la Biblia como "mitología cristiana". En sus inicios la astrología estaba fuertemente ligada a la mitología, la enfermedad y los accidentes climáticos. Las deidades eran invocadas (y aún hoy se los practica) con devoción (bhakti), rituales (pujas), mantras (oraciones) y prácticas espirituales (sadhanas) como herramientas a utilizar muy comunes para contrarrestar karmas, tendencias, influencias, alteraciones climáticas.

Tanto la visión astrológica griega como la hindú dan mucha importancia a la relación de los astros con los mitos, creencias, dioses y enfermedades; pues bien, veamos un poco de esos mitos.

Mitología oriental hindú

Una parte esencial de la Astrología Védica es la mitología oriental hindú. *Mythos* en griego significa "discurso", "palabra narrada", o "cuento"; *logos* significa "tratado", "estudio" y también "expresión de los pensamientos". *Logos* indica también que no se cree el mito de entrada, sino que se lo estudia.

El mito se transmite por tradición oral, pues procede del tiempo donde no existía la escritura. El mito también camina junto a la creencia, la cultura y los valores de un pueblo.

Entre los textos más importantes hindúes se encuentran los *Puranas*, de los cuales existen dieciocho principales. *Purana* significa literalmente "antiguo" y es el nombre de un grupo de géneros relacionados de literatura india; se trata de una colección enciclopédica de historia, genealogías, tradiciones, mitos, leyendas, y religión. Generalmente se presentan a la manera de historias contadas por una persona a otra, dada la antigüedad que tienen. Otros trabajos importantes de la mitología hindú son las dos grandes epopeyas: *Ramayana* (narra las aventuras de un príncipe guerrero Rama para salvar a su amada Sita) y *Mahabarata* (donde encontramos un fragmento llamado la *Bhagavad Gita*, diálogo imperdible entre Krishna y el guerrero Arjuna).

Las epopeyas *Mahabarata* y *Ramayana* son escrituras también muy religiosas. Sus historias se asientan profundamente en la filosofía hindú y sirven como parábolas y fuentes de devoción para los hindúes de hoy en día. El hinduismo es una religión mayoritaria en la India, que alcanza al 80% de la población. Más de 1000 millones de personas practican la religión hindú. La doctrina del hinduismo está recogida en cuatro libros, los *Vedas*.

Entre los dioses o *Devas*, se destacan tres: *Brahma* (creador del mundo), *Vishnu* (conservador) y *Shiva* (destructor, mutador). En el hinduismo, las divinidades tienen parte masculina y femenina. Cuando se desprende la parte femenina son conocidas como *Devis*, diosas consorte con poder propio.

La religión hindú es un conjunto de creencias, sectas y divisiones emanadas de sus libros sagrados, los Vedas, que, como dijimos, significa "conocimiento".

Los Vedas son las escrituras más antiguas que se conocen. De hecho, se considera que datan del 3000 a.C., lo que los vuelve indeterminados e inconmensurables.

Las deidades

Brahman (no confundir con *Brahma*) como dios en ese estado In manifiesto sin nombre ni forma, bajó en la encarnación de tres dioses a los que se conoce con el nombre de *Trimurti* ("tres formas"): *Brahma*, *Vishnu* y *Shiva*. Esta tríada simboliza el hecho de que las tres formas son aspectos de un supremo. No se crea, ni se preserva, ni se destruye nada en el Universo sin el acuerdo y la aprobación de los tres aspectos del supremo, porque son unidos esenciales para la producción y la reproducción de todas las formas de vida. Para crear cosas buenas y nuevas hay que destruir lo viejo y lo malo. Y luego protegerlo. Por eso *Brahma* es creador, *Vishnu* es preservador y *Shiva* es destructor.

- **Brahma**
  Brahma es el dios de la Creación y tiene cuatro caras y cuatro manos. Las cuatro caras de Brahma representan los cuatro Vientos, las cuatro Direcciones y los cuatro Vedas. Tuvo de consorte a la diosa *Gayatri*, *Sarasvati* y *Savitri*.
  La deidad que activa la inteligencia y la intuición, como cuando se recita su mantra, es *Gayatri*, la fuerza vital es protegida por *Savitri*, que rige y sostiene los cinco pranas, y la deidad que reina sobre el habla es *Sarasvati*.
  El creador del universo, como vimos, fue el dios *Brahma*, que había surgido del océano primitivo y existía por sí mismo (*swayambhu*). El primer hombre, *Manu*, nació directamente de *Brahma*. Era hermafrodita y tuvo dos hijos y tres hijas con su mitad femenina.
  Las épocas, están divididas en distintas *Yugas* que varían en cientos de miles de años; para el hinduismo, estamos viviendo la más oscura de las Yugas (Ka*li Yuga*, que dura 432.000 años).

- **Shiva**
  Shiva (dios destructor, pero también dios del sexo, del Yoga, del Tantra, de la música, de la danza y de la meditación) tuvo de consorte a *Uma* o *Parvati*, la Madre de la Naturaleza. Ambos tuvieron un hijo a quien se lo conoce como *Ganesha*, el Dios de la Sabiduría. Dice la leyenda que este hijo tiene la cabeza de elefante, pues *Shiva* estaba de viaje y su madre, *Parvati*, había salido a bañarse y le dejó la consigna de que nadie entrara. Al regresar luego de años, *Shiva* encuentra que su hijo no lo reconocía y que no lo dejaba entrar a su propia casa, por lo que monta en cólera y le arranca la cabeza (*Shiva* puede ser bueno y auspicioso, pero también terrorífico). Al ver esto, *Parvati* increpó seriamente a *Shiva* y le dijo que le colocara inmediatamente una

cabeza. *Shiva* giró y lo primero que vio fue un elefante; le cortó la cabeza y se la colocó a su propio hijo. Después de todo, el elefante era un sabio animal, de excelente memoria. Además, metafóricamente es el que conoce todo de todos los tiempos y sabe de todas las plantas. El elefante es uno de los pocos animales que nunca se atasca en el fango o en el lodo, y respetado por los demás animales y venerado por el hindú tanto como la vaca, a través de todas las épocas.

Shiva, es el dios que transforma y destruye; a veces estable, inerte y asceta total, a veces dinámico, sexual, músico, en danza eterna. El nombre *Shiva*, entre otras cosas, significa "el auspicioso" y es el dios también de los yogis, de los guerreros y del discernimiento, pero también de la paradoja y la ambigüedad; se lo describe tanto como el dios erótico, fálico y promiscuo, a la par del yogui célibe que practica el ascetismo y se retira a la meditación por decenas de años en el Himalaya. Una de las maneras comunes de representarlo es con tres ojos, con la luna creciente en la ceja y un tridente. El tercer ojo representa una conciencia superior, intuición, clarividencia y telepatía. Es posible encontrar a *Shiva* en los campos de batalla y en las zonas dedicadas a la cremación. Es el dios del tiempo y por lo tanto destruye y crea las cosas. Una de las representaciones más conocidas es la de *Shiva Nataraja* que significa el rey de la danza. Su danza simboliza el eterno movimiento del universo y el término del mundo, al final de una era. La danza representa la destrucción del mundo ilusorio. *Shiva* aparece bailando encima del cuerpo de un demonio que ha sido asesinado y que representa la ignorancia.

- **Vishnu**

  Vishnu (Dios Protector), tuvo reencarnaciones como *Rama*, *Krishna* y *Buda*.

  El dios *Dhanvantary*, dios médico del Ayurveda es conocido como un *avatar* ("descendido") de *Vishnu*.

  Está casado con *Lakshmi*, que es la diosa de la abundancia, la fortuna, el lujo, la belleza y la fertilidad. *Vishnu* y *Lakshmi*, tuvieron hijos como *Hanuman*, el hijo del Viento, con cara de mono.

El mono es el animal del viento, de Vata: hiperkinético, curioso, creativo, liviano. Ergo, el hijo del viento tiene que tener cara de mono.

Se dice que el dios *Vishnu* vino a la Tierra con diez formas distintas (*avatares*) para salvar al mundo. Se representa frecuentemente de color azul, sosteniendo una concha, un disco, un mazo y una flor de loto. Su animal es un ave llamada *Garuda*.

Krishna es el octavo avatar de *Vishnu*, a quien se le da tanta o más importancia que a él mismo (algo parecido a Jesús). En el *Bhagavad Gita*, enseña la grandeza de la acción desinteresada, de la fe, el amor y lo divino.

Es una de las deidades más importantes y veneradas de la India. En sánscrito se escribiría *kr s n a*, que significa 'azul oscuro' debido a que según la tradición ese era el color de su piel.

Al dios *Rama* y su esposa *Sita* se los venera por su sentido del deber y de la fidelidad. La historia de la vida de *Rama* se contó por primera vez en el *Ramayana*, atribuido a *Valmiki*, y se ha vuelto a contar en todas las lenguas de la India desde el 500 a.C. hasta el día de hoy. Este dios es la imagen de la conducta correcta. La misión de *Rama* es restablecer la justicia. *Rama* se casó con *Sita* y vivió exiliado en el bosque durante 14 años. Un demonio llamado *Ravana* raptó en el bosque a *Sita* y se la llevó a la isla de *Lanka* (actual Sri Lanka). *Rama* tuvo que rescatarla, pero para ello fue necesario que venciera a otros demonios.

Él obtuvo la ayuda del dios con cara de mono para su lucha: *Hanuman*, veloz, leal y fuerte como el que más. En una ocasión, *Rama* le pidió a *Hanuman* unas hierbas de una montaña para curar a *Sita*; *Hanuman* fue volando (era el hijo del viento) pero al llegar no se acordó qué planta tenía que llevar (típico Vata) y entonces arrancó y le llevó la montaña entera.

Vishnu (con su avatar *Krishna*) y *Shiva* son los más venerados: conservación-protección y cambio-destrucción. *Shiva* es más venerado en el norte de la India; *Vishnu*, con sus nueve reencarnaciones, en el sur.

Por supuesto que aparecen miles de versiones, algunas se contradicen y todo debe ser leído como un cuento, ya que en definitiva todas las religiones son un cuento. Según donde nacimos, nos contaron cómo fue.

Mitología occidental griega

En cuanto a la teogonía o génesis de Dios, vemos que tanto el Cielo como la Tierra tienen un Dios, por lo que entonces éste nace con el mundo y no antes de él. Dios está si existe el cosmos. Del vacío (*Caos*) sale *Gea* (la Tierra), *Tártaro* (el bajo mundo), *Eros* (el placer), *Nix* (la noche) y *Hemera* (el día).

Urano (Cielo) fue el primer dios que reinó sobre el universo, hijo de *Gea* y uniéndose luego con *Gea* misma, procrearon sin saberlo estirpes monstruosas como los gigantes *Hecatónquiros* de cien brazos, los *Cíclopes* con un solo ojo en la frente y los 12 *Titanes*, seis machos y seis hembras, poderosos y feroces.

Entre estos seres monstruosos siempre hubo lucha y adversidad hasta que un día, *Urano*, para poner orden en el universo, los encadenó sumergiéndolos en el *Tártaro*, lugar oscuro de castigo.

Gea, esposa de *Urano*, enfurecida por ello, pedía a sus hijos que la vengaran. Entonces, uno de sus hijos, *Cronos* (Saturno), atacó a su padre, lo mutiló (lo castró y tiró sus genitales al mar, de cuya esperma nace luego *Afrodita* y de cuya sangre nace *Erinias*) y lo encadenó.

Fue por ello *Cronos* el segundo soberano del cosmos.

Cronos se casó y tuvo hijos, recordando que él mismo castró a su padre y deseando evitar un posible destino, decidió comerse a sus hijos al nacer. Y así lo hizo con *Demeter* (*Ceres*, diosa de la tierra fértil), *Hestia* (*Juno*, diosa del hogar), *Hera* (diosa de los matrimonios), *Hades* (Plutón, dios del infierno) y *Poseidón* (Neptuno, dios del mar). Pero *Rea*, esposa de *Cronos*, cuando dio a luz a *Zeus* (Júpiter), un hijo hermosísimo, tomó una piedra y envolviéndola en pañales se la dio a *Cronos*, quien la comió engañado.

Zeus fue criado por los coribantes, un colegio de sacerdotes, quienes disimulaban el llanto del pequeño dios con el sonido de tambores y choques de escudos, a fin de que no fuera oído por el cruel *Cronos*.

Cuando *Zeus* creció se encontró con su padre *Cronos* y, después de vencerlo y haberlo hecho vomitar a sus hermanos, lo desterró del cielo. Fue entonces *Zeus* el tercer rey de los dioses antiguos, que dio la entrada a los dioses nuevos de la mitología griega.

Las deidades

La palabra Dios viene del latín *Deus* y ésta del griego *Zeus*. "Dios" también está relacionado con las palabras "día", "luz", "calor" e "iluminación".

Zeus (*Júpiter* para los romanos) organizó el universo encarcelando en el *Tártaro* (submundo) a los dioses antiguos que habían ayudado a *Cronos* y reunió a los demás en su corte celestial.

Se casó con *Metis*, la Mente; con *Temis*, la Justicia; con *Mnemosina*, la Memoria; y se unió también a *Leto*, *Demeter*, *Hera* y *Maya*, teniendo de todas ellas hijos divinos como *Atenea* (Minerva), *Febo* (Apolo), *Artemisa* (Diana), *Perséfone* (Proserpina), *Hermes* (Mercurio), *Ares* (Marte), y *Hefesto* (Vulcano), así como las *Musas* y otras divinidades menores.

A cada uno, *Zeus* le dio una misión concreta y dividió el universo en tres reinos: tomó para sí el Cielo y la Tierra, dio los mares a *Poseidón* y el reino de ultratumba lo cedió a *Hades*.

- **Poseidón**

  La Mitología representa a *Poseidón* con larga barba y de gigantesca estatura, armado con el poderoso tridente con el cual puede desencadenar las tormentas marinas y luego aplacarlas. Habita en las profundidades del océano, pero a veces emerge, recorriendo la superficie del agua en su carro arrastrado por delfines y acompañado por su cortejo de nereidas y tritones. *Poseidón* es a veces benigno y en ocasiones terrible, voluble e inconstante como el océano. Los romanos conocían a este dios como Neptuno.

- **Hades**

  Hades es el señor del reino de los muertos. Significa en griego "lo que no se ve". Es un dios severo y solitario que raras veces sale de las profundidades de la Tierra. Casi no se relaciona con los demás dioses y todos los hombres temen el momento en que se verán ante su trono. Su esposa es la hermosa y desdichada *Proserpina*. Los romanos lo conocían como *Plutón*.

Zeus, *Poseidón* y *Hades* son los dioses más poderosos, pero hay otros muy destacados, los cuales mencionamos a continuación:

- **Afrodita**
  La diosa del amor nació en una mañana de primavera de la espuma del mar (por la esperma del castrado *Urano*), puede ofuscar la mente de los dioses y de los hombres encendiendo en ellos el fuego del amor. Afrodita tuvo dos esposos: *Hefesto* (*Vulcano*), el herrero celeste, y *Ares* (*Marte*), dios de la guerra. Este último fue poco venerado por los griegos, pero mucho por el belicoso pueblo romano. Para este pueblo, *Afrodita* era conocida como *Venus*.

- **Ares**
  De cuerpo atlético y siempre cubierto con armas, *Ares* induce a los hombres a la lucha en los campos de batalla.

- **Apolo**
  Apolo (Sol) es el apasionado y esplendoroso dios solar. A través del cielo conduce el luminoso carro del Sol, que da calor y fuerza a todo el universo. Junto a sus nueve diosas hermanas, las Musas, es el inspirador de los poetas y los músicos. Dios de la perfección y la belleza, es muy venerado en Grecia, así como en Perú, India y Japón bajo otros nombres. El centro de su culto estuvo en Delfos, donde luego en su Oráculo se harían las predicciones. Su hermana *Artemisa* (*Diana*) es la diosa de la Luna y de la caza.

Ahora que conocemos un poco de estas dos mitologías y tenemos en claro cómo es el cielo que se posa sobre nuestras cabezas, sólo tenemos que conocer los biotipos corporales del Ayurveda y su relación con los cuerpos celestes, es decir, los *doshas* y los astros.

CAPÍTULO VI

Vata y los astros

Solo la comprensión trae cambio, nunca la imposición.

Todos tenemos algo de todos los doshas pues, de lo contrario, no podríamos vivir. La mayoría de las personas pertenece a *doshas* combinados acorde al predominio de cualidades (Vata Pitta, Pitta Vata, Pitta Kapha, etc.). Del mismo modo, no existe un dosha mejor que otro.

Inevitablemente, antes de hablar de los astros relacionados con el *dosha* Vata debemos recordar las características de este biotipo. Empezamos por el móvil Vata con su cualidad de viento, compuesto por los elementos aire (*vayu*) y espacio (*akasha* o éter).

La herencia y los astros juegan un papel muy importante en los *dosha*, que a su vez ya está establecido antes de la concepción dóshica.

Los *Vatadosha* son de mente liviana, móvil, errática y dispersa. Actúan en ráfagas. También son inquietos, creativos, artísticos, innovadores, rápidos, sin rutina alguna, alegres, sensibles y entusiastas. Son de apetito variable y de mal dormir. Ansiosos, inquietos y de poca paciencia, se fatigan rápido. Suelen tener mucha facilidad para retener información, aunque la olvidan con rapidez. Pueden padecer de insomnio, ansiedad, intranquilidad, constipación y alteraciones nerviosas. *Vata* es como las ráfagas de viento: frío, seco, móvil y errático, por lo que necesita relajar, meditar y pausar. Vata necesita parar y bajar de revoluciones, a la vez de tonificar y estirar el cuerpo físico.

Las personas con predominio del *dosha* Vata, concuerdan con las siguientes afirmaciones:

1. Mis acciones y mis pensamientos son rápidos.

2. Me es difícil memorizar y también recordar las cosas más tarde.

3. Soy alegre y entusiasta por naturaleza. Soy creativo.

4. Tiendo a ser de complexión delgada y casi no subo de peso.

5. No tengo una rutina establecida en cuanto a mis horarios para comer y dormir.

6. Mi caminar es ligero y rápido.

7. A veces me es difícil tomar decisiones.

8. Mi digestión es irregular, con gases e inflamación del estómago.

9. Mis pies y manos tienden a ser fríos.

10. Si estoy bajo estrés tiendo a preocuparme y sentir ansiedad.

11. No tolero el frío, aunque me gusta.

12. Me gusta lo seco pero me incrementa.

13. Cambio de humor fácilmente y soy muy sensible y emocional.

14. Tengo dificultad para quedarme dormido y despierto fácilmente.

15. Mi piel y mi cabello tienden a ser secos y quebradizos. Mis uñas también.

16. Tengo una mente activa con tendencia a ser inquieto.

17. Mis movimientos son rápidos y mi energía me llega en ráfagas, como el viento.

18. Me excito fácilmente.

19. Como rápido y termino antes que los demás y mis hábitos de alimentación son irregulares.

20. Aprendo rápido pero olvido rápido. No me aferro a nada.

El desequilibrio en Vata

Los Vata tienen una palabra clave, que es "entusiasmo". Se trata del entusiasmo en la acción; cuando están equilibrados, disfrutan de la creatividad y la cultivan en esas ráfagas de las cuales hablamos antes.

"Entusiasmo" viene de *En Theus*, es decir, "en Dios". Cuando alguien está lleno de Dios, está lleno de entusiasmo. Estar colmado de Dios significa estar lleno de esperanza; vivir con entusiasmo quiere decir estar lleno de espíritu positivo, alegría y ánimo. El entusiasmo es una actitud, uno elige vivir aburrido o alegre.

Los desequilibrios en el Ayurveda se rigen por el principio que dice que lo similar incrementa lo similar; es decir, Vata, que es móvil, liviano, frío y seco, se va a desequilibrar (aumentar su fuerza vata) con cualquier situación que aumente esas cualidades, como por ejemplo:

- Exposición al frío

- Exposición a climas secos

- Falta de rutina en la vida

- Mala rutina en la vida

- Abusar de alimentos congelados, secos o conservas

- Sabor amargo, picante o astringente

- Viajar demasiado, mudanzas

- Uso inapropiado o excesivo de los sentidos

- Alcohol

- Cirugía abdominal o pélvica

- Estimulantes o drogas

- Dormir poco

- Mucha actividad mental sin respiro

- Trabajar de noche

- El otoño y el principio de invierno

Para restablecer el equilibrio nos basamos en el principio de oponer la cualidad opuesta a la que está en exceso.

Signos o *rashis*

Ahora bien, volemos vatamente al macrocosmos.

Géminis, Acuario, Libra y Virgo son de naturaleza Vata, en ese orden de energía; al igual que Mercurio, Saturno y *Rahu* y las Casas III, VI, VII y XI.

Géminis y Acuario, al igual que Mercurio y Saturno, a veces pelean el primer puesto en cuanto a energía Vata. Vamos a hablar un poco de ellos.

En orden energético decreciente, en primer lugar se coloca el signo más Vata:

Géminis *(Mithuna)*

20/5-20/6
(Los gemelos)
OC (opuesto complementario): Sagitario
Géminis: "Los qemelos"
Regencia: Mercurio
Elemento: Aire.
Cualidad: Mutable.
Sus frases: "Yo me comunico o informo", "Yo veo".

Géminis se adapta fácilmente a otras personas o ambientes. Los nativos de este signo analizan sus sentimientos en los afectos, porque son más intelectuales que emocionales. No toleran la rutina y la monotonía, por lo que realizan actividades que les permitan movilidad y cambios. En sus virtudes se destacan la comunicación y la agilidad; son ingeniosos y despiertos. Sus defectos principales son la inconstancia, la superficialidad y la charlatanería.

Géminis se expresa por la intelectualidad, la percepción, la comprensión y la explicación. Está asociado con la necesidad de comunicar y disfruta mucho de la conversación. Contradictorios y versátiles, averiguan y preguntan, saben todo, cambian con facilidad.

Géminis es un signo de aire regido por Mercurio, que a su vez se relaciona con los pensamientos, los tratos, los acuerdos y el llevar de las masas.

Géminis es el primer signo de aire y el primero entre los signos de aire, Tiene dominio de los mensajes que viajan en el aire, como las ondas de televisión, radio y otras. Además, tiene la tendencia de ser abierto a todas las ideas, lo que lo vuelve muy bueno para los estudios, el aprendizaje, la enseñanza, la escuela, los libros y todo lo vinculado con la educación.

En sánscrito Géminis es llamado *Mithuna* o *Maithuna* que significa "sexo o pareja sexuada". La unión de un par de amantes para intercambiar el amor es una clase de encuentro muy bien representada por este signo. Géminis y Mercurio dan mucho apoyo a las conversaciones, los mensajes y las negociaciones, y no mucho a lo que es compartido. Mercurio y sus signos son más manejables en los mensajes y la información y no tanto en el contenido específico de cada mensaje. Hay muchos aspectos que pueden llevar los mensajes sin importar el contenido, como los discos de las computadoras, librerías, líneas telefónicas, escuelas, espejos, Internet, y otros. Todos estos elementos tienen algo de Mercurio, Géminis o ambos, dentro de ellos.

Donde sea que se ubique Géminis en la carta natal, allí se encontrará un intelectualismo. Si Géminis esta en la Casa I, encontraremos una persona inclinada a las comunicaciones y a los negocios.

Los geminianos pasan de ser serenos y fascinantes, a pesimistas e intratables. Fantasiosos, aman la libertad y la independencia.

A nivel bajo, su capacidad para comunicar puede degenerar en chusmerío e información liviana.

Acuario (Kumba)

20/1-18/2
(Ondulaciones de agua que en realidad representan la actividad mental y la intuición).
OC: Leo
Acuario: El aguador.
Regencia: Urano (o Saturno), con exaltación de Mercurio (es decir, donde las influencias del planeta tienen más fuerza)
Elemento: Aire.
Cualidad: Fijo.
Su frase: "Yo sé".

Por sobre todas las cosas, los acuarianos aman la libertad y la independencia. En el amor son inconstantes y cambiantes, y necesitan una pareja muy especial para que la relación dure. Se destacan en actividades creativas, inventivas y originales. Son fraternales y humanitarios. Son idealistas, progresistas y altruistas. Pero también rebeldes, excéntricos, inconvencionales y desconfiados.

Acuario se expresa desde la innovación, la instrucción, la invención, la fraternización y el saber. Sinceros, altruistas, simpáticos y activos, pueden sin embargo atravesar momentos de gran nerviosismo y tensión. Son creativos y agradables, aunque a menudo pueden mostrarse vanidosos.

Acuario es un signo fijo de aire, regido por Saturno.

Los signos de aire promueven los pensamientos, debido a que el aire se puede mover muy rápidamente, igual que la mente.

Cada 12 años, cuando Júpiter está en Acuario, se lleva a cabo en el Norte de la India el *Kumbhamela*, la concentración más grande de seres humanos en un solo sitio en la Tierra. Es un evento muy grande de millones de hindúes que se concentran y se reúnen en *Allahabad*, ciudad de India que tuve el placer de visitar, donde se produce la reunión de los tres ríos sagrados principales de la India: el *Yamuna*, el *Ganges* y el mítico *Sarasvati*. Según la creencia hindú, cayó una gota de néctar de la inmortalidad de una vasija disputada por dioses y demonios. De esa batalla mitológica nació el centenario *Kumbhamela*, receptora de la mayor peregrinación religiosa del mundo.

Acuario es un buen signo para comprender las ciencias y el funcionamiento de la electricidad. Muchos investigadores y científicos tienen la Luna o Mercurio en Acuario. Este signo es conocido por causar reclusión y depresión. Fijo en el Aire y regido por Saturno, en inalcanzable y antiguo. Cuando la Luna está en este signo la persona se vuelve universal y desapegada. Acuario no hace buenos amigos o amantes, ya que de una u otras son muy desapegados. Si aman son para todos y siempre parecen superficiales.

Libra *(Thula)*

22/9-22/10
(Semeja la balanza vista de frente)
OC: Aries
Libra: La balanza.
Regencia: Venus.
Elemento: Aire.
Cualidad: Cardinal.
Sus frases: "Yo soy con el otro". "Yo armonizo".

Son amables, idealistas, y simpáticos. No toleran permanecer en ambientes hostiles o conflictuados, ni les gustan las disputas. Poseen sentido artístico. Aman la tranquilidad y la armonía. Sus virtudes principales son ser pacíficos, equilibrados y conciliadores. Entre sus defectos se destacan la dependencia y la indolencia.

Libra, se expresa desde la ecuanimidad, el orden, la amabilidad, la armonía, la comprensión y el complementar. Es un Signo diplomático, encantador y sociable.

Su nombre en sánscrito, *Thula*, significa "balanza". *Thula* es usado en el verso en sánscrito para saber cuánto pesa uno o de qué lado está. Es algo más profundo que una simple balanza. Libra es el único signo móvil de aire. Está regido por Venus y en este signo se produce la exaltación de Saturno y la debilitación del Sol. Libra puede definirse con la frase "yo pienso en el otro". Su opuesto complementario es Aries, ergo Libra es la conclusión u obra final, la contemplación.

En Libra, todos somos iguales. En este Signo se habla, se es amistoso y se es práctico y real. Como un signo móvil de aire, está constantemente vagando. No se debe tratar de encerrar a Libra.

Puede imaginarse a este Signo como un mercado lleno de artesanos y artistas que se sientan en una esquina por un día y en otra esquina al día siguiente. Sus colores, vestimentas, decoraciones y sonrisas psicodélicas, sus rostros pintados, los payasos, la música, la alegría de una multitud feliz y descontrolada por vivir y respirar. Un sitio donde no hay decisiones fuertes, ni organizaciones complejas; un lugar donde sea posible "dejar hacer las cosas, dejar hacer algo de dinero, dejar tener algo de diversiones y luego marcharse". Los librianos son idealistas, pacíficos, optimistas y románticos.

Virgo *(Kanya)*

22/8-21/9
(la M cruzada al final sugiere los cabellos de una doncella).
OC: Piscis.
Virgo: La virgen.
Regencia: Mercurio.
Elemento: Tierra.
Cualidad: Mutable.
Sus frases: "Yo sirvo y trabajo", "Yo creo (de creer)".

Son seres serviciales, tanto con su familia como con sus relaciones. Analizan todo lo que hacen o ven, incluso sus sentimientos. En la actividad que realizan son muy prolijos y minuciosos. Siempre preocupados por el orden y la limpieza, sus virtudes principales son la inteligencia, la integridad y su capacidad de trabajo. Sus defectos son la crítica, las preocupaciones y la hipocondría; se trata de enfermos imaginarios o que exacerban y prolongan lo que les sucede.

Virgo nos expresará su energía desde la inocencia, el análisis, la selección, la crítica, o el discriminar. Es el menos Vata de los signos, el más meticuloso en los detalles. Eficientes, severos y racionales en su vida y trabajo, los virginianos son también buenos ahorradores. Una tarea ideal para ellos es la que implique trabajar con archivos, ordenar y realizar funciones.

Virgo es llamado *Kanya* en sánscrito, que significa "hija" o "virgen". Es un signo de tierra y femenino que rige sobre la naturaleza generosa. En India, las hijas vírgenes son consideradas como la Tierra misma, llenas de posibilidades de producir las necesidades de todos. Virgo es inocente y hermoso; al ser regido por Mercurio, tiene conexiones Vata con el aprendizaje y la escritura. Es un hecho que Virgo es un signo seguro de los escritores y editores. También rige sobre la agricultura, ya que esta actividad está relacionada principalmente con la preparación del suelo. Cuando el medio ambiente y el suelo son realmente saludables y buenos, todo lo que crezca será beneficioso. Virgo es joven, saludable, feliz y consciente de sus conocimientos. A los virginianos les gusta ejercer el intercambio de conocimientos.

Es el menos material de todos los signos. Tiene vocación para dejar fluir las cosas. Suelta sus emociones. Es menos mental y más espiritual.

Planetas o *grahas*

Saturno *(Shani)*

Vamos a repasar algo de los símbolos. Hay tres factores en los símbolos de los planetas. Consisten de un círculo, un medio círculo y una cruz agrupados distintamente. El círculo es el símbolo del Espíritu; el medio círculo es el emblema del alma para algunos, la mente para otros; y la cruz representa la materia. Entonces, los elementos de la constitución humana, espíritu/mente/cuerpo, están dentro de las partes componentes de los símbolos planetarios para mostrar su misión respecto a la humanidad.

Saturno es artístico, descomunal. Sus anillos forman un ancho de más de 250.000 km (como 20 Tierras juntas) pero su alto es de unos 20 mts, tan fino que visto de canto puede desaparecer. Está lleno de asteroides, aparentemente sus lunas (le quedan 48 lunas con nombre) que chocaron, se despedazaron y quedaron en su órbita.

Los asteroides de los anillos viajan a una velocidad desde 2000 a 24000 km/h; por la ley de Kepler, los que están en el interior son los que lo hacen más rápido. Los anillos tienen distintos colores, pues los asteroides están compuestos por distintas sustancias y el reflejo del Sol los tiñe de distinta forma.

Júpiter, Urano y Neptuno también tienen anillos, pero escasos y apagados

En el símbolo de Saturno vemos la materia relacionada con la mente; representa la austeridad, la disciplina, la enfermedad y el sufrimiento, pero también la concentración y la meditación. Es a la vez un maestro espiritual que enseña a través de la restricción y del trabajo duro, llevando a la persona a enfrentarse con sus aspectos más negativos o débiles para tener que reconocerlos y cambiarlos. Nos hace enfrentar el karma negativo del pasado en forma que nos llevará eventualmente a reconocer nuestros patrones negativos y desarrollar la responsabilidad y disciplina para poder cambiarlos.

La posición de Saturno en la Carta Natal indicará las áreas de dificultad y sufrimiento en la vida; sin embargo, en la astrología védica es considerado un planeta muy importante para la evolución espiritual.

Un Saturno fuerte y bien ubicado en la Carta indica buena capacidad para soportar las durezas y sufrimientos de la vida, capacidad para el trabajo duro, sentido de responsabilidad, seriedad, auto disciplina y austeridad.

Saturno afligido puede indicar una dificultad para enfrentar la responsabilidad, o tal vez un querer evadirla llevando así a más sufrimientos. Puede causar depresiones, soledad, aislamiento y enfermedades crónicas.

La mejor forma de relacionarse con Saturno es entender y aceptar conscientemente sus restricciones a través de la autodisciplina. Es un planeta que se mueve lentamente, indicando que sus lecciones deben aprenderse a través de un largo tiempo de perseverancia y trabajo duro, luego del cual podrá dar sus bendiciones. Enseña por una vía más dolorosa. Saturno representa la vejez de Vata. Físicamente está asociado a los huesos y a los nervios, ambos de constitución Vata. Saturno tarda en dar la vuelta alrededor del Sol 29 años, permaneciendo casi dos años y medio en cada signo del Zodíaco. Simbólicamente, es la forma del alma, la sabiduría, la limitación, la justicia, el maestro, el padre, el karma.

Rahu

El símbolo gráfico de Rahu, está formado por dos círculos unidos por un semicírculo. El círculo en sí representa la totalidad del ser, el potencial divino contenido dentro de la persona para ser desarrollado en una encarnación particular. Los dos círculos en el emblema de *Rahu* simbolizan dos encarnaciones sucesivas.

Ya vimos la astronomía y algunas características de los nodos.

Rahu y *Ketu* son entramados energéticos sin cuerpo físico ni forma concreta. Por su origen demoníaco se los considera planetas maléficos o productores de daño.

Ellos hacen surgir los defectos profundamente enraizados en el individuo para, una vez reconocidos, poder erradicarlos. Para el *Jyotish*, su función como mensajeros de las fuerzas superiores es la de eliminar las tendencias asúricas o demoníacas dentro de nosotros, disolver las influencias negativas acumuladas durante las sucesivas encarnaciones y hacer posible el desarrollo espiritual.

Exteriormente funcionan como dos partes, pero simbolizan los pares aparentemente opuestos, el dualismo, la lucha entre el bien y el mal, espíritu y materia, luz y oscuridad, dioses y demonios, Yin y Yang.

Como planetas sombríos, actúan en la parte sombría del individuo, el *chaaya graha* (planeta sombrío) *Rahu*, representa los impulsos primarios que actúan a nivel psicológico, creando deseos de satisfacción material y bienestar físico.

Rahu despierta en el individuo la necesidad de obtener para sí logros materiales y, junto con las querencias, la insatisfacción y el desencanto. Tiene energía parecida a Saturno.

En los textos astrológicos se describe como significador del abuelo paterno, extranjeros y personas de baja clase. También se asocia a traidores, contrabandistas y ladrones, al robo, la maldad, las intrigas, los engaños y la estafa. Glotonería, insaciabilidad, palabras ásperas y falaces, argumentos falsos e irracionales, están igualmente vinculados con *Rahu*. Rige las enfermedades de la piel, eczemas, escozores, hinchazones, enfermedades degenerativas y hereditarias, intoxicaciones y mordeduras de serpientes. Tiene vinculación con la ilusión, el desencanto y el miedo.

Sus efectos se manifiestan en cambios súbitos de rumbo: ruptura de planes, proyectos que se desbaratan, o expectativas que no se cumplen.

Está relacionado con deseos inconscientes, insatisfacciones y temas sin resolver de vidas previas que necesitarán ser experimentados en esta vida, así como miedos, obsesiones y ambiciones.

Las Casas y Signos donde está ubicado *Rahu* indican áreas donde habrá una inquietud mental, hipersensibilidad, deseos de experimentar y temor e insatisfacción a la vez.

Suele crear deseos muy fuertes pero inconscientes, sin entender su causa, lo que puede llevar a compulsiones, adicciones, fantasías irreales e imaginaciones exageradas o sugestiones. Representa y se relaciona también con lo no convencional, ilegal, oscuro pero deseado a la misma vez, con la gente apartada de la sociedad y sus normas.

Por otro lado, también puede transformarse en una energía espiritual, así como en el conocimiento del lado oculto de la mente y su psicología.

Mercurio *(Buddha)*

El círculo del símbolo de Mercurio representa el espíritu, entre la materia (la cruz) y la mente (el semicírculo).

Mercurio está entre el Sol y los demás planetas e influencia como intermediario; es el más rápido del Sistema Solar, muy brillante, relacionado con el elemento Aire, el Sistema Nervioso, la palabra y el conocimiento.

Si bien es el más cercano, no es el más caliente, ya que Venus con su atmósfera y efecto invernadero, genera temperaturas mayores a los 450 °C. Mercurio, Marte y la Luna, entre otros, no tienen atmósfera. Claro que Mercurio no se queda atrás: su temperatura oscila entre 400 y -185 °C.

En Occidente, Mercurio es representado por Hermes, el mensajero de los dioses, tiene alas en los pies y lleva la información hacia y desde el sol.

Para el *Jotysh*, este planeta representa también el intelecto o *buddhi*, nuestra capacidad de discernimiento, inteligencia, comunicación y lenguaje. Se relaciona asimismo con el aprendizaje, la niñez y juventud, los juegos, las diversiones y los amigos.

Un Mercurio fuerte y bien ubicado nos indica una buena capacidad intelectual y de aprendizaje, así como el talento para la comunicación oral y escrita. Muestra también un deseo constante de aprender, pero también genera una dualidad mental, ya que siempre compara entre los pares de opuestos.

Si Luna representa la mente subconsciente o emocional, Mercurio representa la razón pura o mente práctica y consciente.

Puede ser un planeta benéfico o maléfico dependiendo de los planetas con los que esté asociado. Una persona puede ser inteligente pero utilizar su inteligencia con un propósito egoísta o destructivo si Mercurio está afligido por planetas maléficos.

Físicamente, representa a la piel y vías respiratorias.

Mercurio tarda 88 días en dar la vuelta alrededor del Sol. Simbólicamente, es la mente intelectual, el diálogo, la comunicación, la realidad concreta, el pensamiento y la lógica.

Es el planeta que rige a Géminis y Virgo, ambos *Vata rashis*. Mercurio rige a Vata de joven y también en sus aspectos más saludables.

Casas o *Bhavas* III, VI, VII y XI

Casa III, casa de los hermanos
Bhatra bhava

La tercera Casa corresponde a un signo de aire y es "Casa de los deseos" o *Kama*. Es también el escenario de los hermanos, las aventuras, los esfuerzos propios, la vida, la energía, el entusiasmo, la iniciativa, la motivación, todos los deseos, la voz. Las artes finas, la música, la danza, y el drama. Los actores, los bailarines, los cantantes, los directores, los productores, los organizadores. La estabilidad mental, la firmeza en al personalidad, los vecinos, las cartas, las comunicaciones, los escritos, los sirvientes, los viajes cortos, las manos, los brazos, los hombros.

La Casa III es muy significativa en regir los deseos en general, así como el coraje, las aventuras y los propios esfuerzos. Lo que se observa en esta Casa es si los deseos de la persona se cumplirán y cómo serán los esfuerzos requeridos para su cumplimiento. Si las tres Casas de los deseos (III, VI y XI) son muy fuertes, la persona obtendrá y cumplirá la mayoría de sus deseos, siempre y cuando en realidad los desee con sinceridad.

La tercera Casa como regente de las aventuras también es importante, ya que ve la excitación y las aventuras de la persona. También gobierna el coraje; cuando esta Casa se presenta muy afectada, indica que la persona será muy miedosa o temerosa, algo usual en Vata.

El *karaka* o indicador de la Casa III es Marte. En esta Casa se observa las inclinaciones mentales, la habilidad y memoria, el intelecto, las inclinaciones, el coraje y la firmeza. Representa el valor, el heroísmo, los primos, los vecinos, las cartas, el teléfono, los telegramas o correspondencias y los escritos, así como los parientes cercanos.

Es también la Casa de la expresión y las comunicaciones y se relaciona con artistas y el mundo del espectáculo, músicos, actores, bailarines, escritores, periodistas, el mundo de los negocios, los medios de comunicación e Internet.

Casa VI, Casa de los enemigos
Satru bhava

Aunque se la relacione con Vata, la Casa VI en realidad corresponde a un signo de Tierra y por lo tanto es una casa de *Artha* (riqueza). Esto la vincula con los enemigos, los competidores, las personas celosas, las enfermedades, el empleo, la alimentación, el apetito, los trabajadores subordinados, las deudas, la miseria, el tío materno, los primos, los cuidados de enfermería, las profesiones médicas, los restaurantes, el trabajo detallado y el servicio en los templos.

La Casa VI es una Casa *Dusthana,* es decir, una casa maléfica o negativa. Los planetas en la Casa VI tendrán una influencia muy negativa, sufrirán o estarán afligidos y las casas que rigen también estarán afectadas. Pero la Casa VI es la menos maléfica de todas las casas *Dusthanas,* porque también es una Casa *Upachaya,* de crecimiento, indicando que cualquier planeta en tal Casa incrementará su fuerza con el tiempo.

Las escrituras antiguas de la India mencionan que si la Casa VI de una persona se encuentra fortalecida, "destruirá a sus enemigos". Es importante tener una Casa VI fuerte para que sea posible alcanzar la cumbre en la actividad que se ha escogido. El *karaka* de la Casa VI es Saturno.

Se observan todo tipo de enfermedades y debilidades, litigios, deudas, trabajo duro y miserias. Por esa razón, es llamada la "Casa de las dificultades". También se relaciona con militares, policías, atletas y deportistas; asimismo, está vinculada con la fortaleza física, la competencia, la capacidad para hacer grandes esfuerzos y el servicio a otras personas.

Casa VII, Casa del esposo(a)
Kalatra bhava

La Casa VII corresponde a un signo de aire y a la casa del *Kama* (deseos). Esto la relaciona con la vida matrimonial, las pasiones sexuales, las parejas de toda clase, las venas y la parte media del cuerpo. También con la residencia en el extranjero y con la corte.

La Casa VII es relativamente simple, ya que es esencialmente la Casa del matrimonio y los asociados en general. Revela las cualidades de la vida matrimonial, así como la condición de la esposa. Al ser una Casa *Kendra* (casa angular), es considerada afortunada y el regente beneficia la Casa que ocupa.

Las Casas angulares *Kendra* son la I, IV, VII y X y corresponden a los signos cardinales. Son las zonas de influencia más importantes, ya que se refieren a la actividad del individuo, a los acontecimientos importantes y a las influencias dominantes en el carácter, el destino y el entorno.

El *Karaka* o indicador de la Casa VII es Venus.

La Casa VII es la opuesta al ascendente, llamada también el "descendente". Por lo tanto, representa lo que el individuo está buscando para complementarse a sí mismo, lo que uno siente que le falta o necesita. Los opuestos se atraen. Por ese motivo representa la "otra persona", el opuesto complementario de uno mismo.

Relacionada con los deseos, especialmente los sexuales y la sexualidad en general, se vincula con el impulso por tener relaciones y sociedades de tipo. Esta Casa está relacionada también con los negocios, el comercio, los clientes y los viajes por negocios.

Casa XI, Casa de las ganancias
Labha bhava

La Casa XI corresponde a un signo de aire y por lo tanto también es una Casa de los deseos (*Kama*), relacionada con los deseos, las ambiciones, las esperanzas, las oportunidades, los hermanos mayores, las ganancias fáciles, el tío paterno, las piernas y los tobillos.

Labha bhava tiene regencia sobre ganancias y beneficios fáciles. Por ejemplo, si Júpiter está en la Casa XI puede producir ganancias a través de la Astrología o de los asuntos espirituales. Mercurio en la Casa XI puede producir ganancias a través de escritos o conferencias. Estas fuentes de ingresos pueden adicionarse al trabajo regular.

La Casa XI rige mayormente los deseos y las ambiciones e indica si se cumplirán o no. Un benéfico que se encuentre fuerte en la Casa XI indica que la persona virtualmente será exitosa en todas sus actividades.

Muchos planetas en la Casa XI indican que los ingresos económicos serán de diferentes fuentes. Los planetas situados en la Casa XI tienden a dar buenos resultados. Además, la ubicación de su regente y la conexión que estos hacen con otras Casas pueden ser importantes factores en la determinación de la profesión y el trabajo de una persona.

Esta Casa está también relacionada con el medio social de la persona, grupos de personas, allegados, amigos íntimos y también hermanos, principalmente los hermanos mayores (la Casa III representa más a los hermanos menores).

Está relacionada con la abundancia, el dinero, los ingresos económicos y la posesión de los objetos deseados.

CAPÍTULO VII

Pitta y los astros

*La felicidad no es un lugar ni una situación
sino un estado de conciencia.
Y por lo tanto, manejable.*

(Nisargadatta Maharaj)

El *dosha* o biotipo Pitta está conformado por los elementos fuego (*agni*) y agua (*kleda*, *Jala*).

La acción del Fuego es tanto en el nivel físico como en el nivel mental, es el único *dosha* con este elemento y por lo tanto el único *dosha* "caliente".

A nivel mental, el fuego es la claridad, el juicio y el discernimiento; a nivel corporal es la fuerza que digiere y metaboliza. Para separar el nutriente del desecho se necesita claridad discriminativa; esto sucede desde la ingestión de un alimento en el aparato digestivo como con los pensamientos y las emociones (hay emociones y pensamientos que nos pueden nutrir y fortalecer, y otros que nos pueden inocular y enfermar). Esta es una función esencial y única del elemento fuego con su cualidad del calor, color e iluminación.

Pitta es el Fuego que purifica y quema todo aquello que ya no le sirve al cuerpo y a la mente. En el Ayurveda se lo conoce como "el rey de las conversiones y las transformaciones".

Las personas Pitta son de mente caliente, piensan antes de actuar y llevan a cabo su vida en orden y bajo rutinas. Tienen carácter firme y determinante; son muy razonables, inteligentes y competitivos. Perfeccionistas, no toleran los errores. Son de buen apetito y suelen experimentar sed profunda. Duermen poco, pero profundamente. Son de personalidad claramente dominante.

Al ser de pensamiento crítico, son personas con habilidad para debatir y discutir, aunque pueden caer rápido en raptos de ira, enojos y violencia.

Su dosha se adapta a cualquier deporte.

Las siguientes afirmaciones determinan este *dosha*:

1. Soy perfeccionista y metódico, me considero eficiente.

2. Desarrollo mis actividades con orden y precisión.

3. Soy de carácter firme y actitud enérgica. Determinante.

4. Me incomoda el calor más que a otra gente, aunque a veces disfruto de él.

5. Me gusta el deporte y la competencia en todo sentido.

6. Aunque a veces no lo demuestro, me irrito y enojo fácilmente.

7. Si no como en mis horas establecidas me enojo.

8. Mi cabello muestra canas prematuras, es delgado, tiende a ser rojizo o rubio, se cae con facilidad y soy proclive a la calvicie.

9. Tengo buen apetito y puedo comer mucho si lo deseo.

10. Muchas personas me consideran terco.

11. Soy muy regular en mis evacuaciones, con tendencia a las diarreas.

12. Cuando me presionan soy impaciente y me irrito fácilmente.

13. Tiendo a ser perfeccionista y no tolero los errores.

14. Tiendo a enojarme fácilmente, pero fácilmente olvido.

15. Me gustan mucho las bebidas y la comida fría, especialmente los helados.

16. Siento más calor que frío.

17. No tolero la comida muy condimentada ni picante, me gusta mucho la sal.

18. No soy tan tolerante a los desacuerdos como debería ser.

19. Disfruto los retos y cuando quiero algo tengo una actitud determinante para lograrlo.

20. Mi pensamiento es crítico, soy bueno para debatir y discuto un punto con fuerza.

Así como vimos que a Vata lo desequilibran sus mismos elementos, vemos que pasa lo mismo con Pitta. Los factores que aumentan Pitta seguramente tendrán que ver con el calor, la mente y el ácido:

- Exposición al calor.

- Exigencias competitivas, ya sean deportivas o laborales.

- Comer demasiada carne roja y alimentos salados, picantes y ácidos.

- Irregularidad en la alimentación.

- Hacer ejercicio al mediodía o bajo mucho sol y calor.

- Excesivo trabajo intelectual.

- Ingesta de alcohol.

- Emociones como la ira, el odio y el miedo al fracaso, así como su supresión.

- El verano.

- La comparación, le exigencia y la crítica.

Pitta se describe como el fuego dentro del cuerpo y de la mente. Está relacionado con la digestión, la visión, el hígado y la producción de calor generalizado. Provee color a la sangre y da brillo a la piel (son, a la vez, los subdoshas de Pitta). Sus desequilibrios serán entonces fuegos dependientes (gastritis, hemorroides, úlceras, problemas de piel, problemas de vista). En el plano de la mente, Pitta da luz al intelecto, el discernimiento, la satisfacción, el valor y el recuerdo de la verdad.

Aries, Leo, Sagitario y Capricornio son de naturaleza Pitta, al igual que el Sol, Marte y *Ketu* y las Casas I, V, IX y X.

Signos o rashis

Aries *(Mesha)*

20/3-18/4
(sugiere los cuernos del carnero)
Opuesto complementario (OC): Libra
Aries: El Carnero.
Regencia: Marte.
Elemento: Fuego.
Cualidad: Cardinal.
Sus frases: "Yo soy", "Aquí estoy"

Los arianos son impulsivos, dinámicos y emprendedores. Por lo general, así como su posición en el horóscopo, quieren ser los número uno. Son líderes e iniciadores por naturaleza, que necesitan resultados rápidos. Su espíritu es aventurero y arriesgado debido a su gran coraje, pero no son diplomáticos. Como virtudes se destacan la sinceridad, su apertura y franqueza. Sus defectos principales son la impaciencia, la agresión, el mal genio y la brusquedad.

El carnero se expresa desde la fuerza iniciativa, el impulso y la conducción. Aries es juvenil y nunca senil. Como el primer signo, lleva todas las cualidades de juventud, rapidez, voluntad, decisión y energía.

Debido a que está regido por Marte, tiene consigo agresión y fuerza para comenzar un proyecto. El Sol se exalta en Aries, por lo tanto es el signo donde el Sol se encuentra mucho más fuerte. Debido a que Aries es muy apasionado para la vida, la rapidez, la agresividad, la felicidad y la juventud, Saturno se contrapone y es el signo donde se debilita.

Las personas que tienen la Luna en Aries tienen pensamientos y acciones rápidas, así como decisiones inesperadas. Con la misma prestancia pueden dejar las cosas de lado. Los arianos no tienen tolerancia, solo habilidad de rapidez. Son personas fuertes, instintivas y dinámicas. Cuentan con coraje, pueden ser egocéntricos y tienden a acaparar el liderazgo. Por ese motivo este signo está asociado a los grandes deportistas de competición. Es lo que inicia, el amanecer.

El equilibrio de Libra es imprescindible para Aries. Libra es "yo pienso en el otro", es el atardecer, la contemplación, la obra final... Por eso un Aries sin Libra es todo pasional, corre todo el día sin pensar en los demás.

Leo (Simha)

22/7-21/8
(Cabeza y melena del león)
OC: Acuario
Leo: El león.
Regencia: El Sol.
Elemento: Fuego.
Cualidad: Fijo.
Sus frases: "Yo creo (de crear)", "Yo quiero", "Yo sé".

Divertidos, alegres, generosos, de fuertes y sinceros sentimientos, los leoninos tienen la tendencia a creer ser el centro del universo y que todo gira a su alrededor, o por lo menos necesitan sentir eso para estar bien. Poseen capacidad de liderazgo y sirven más para dirigir que para obedecer. Muy rara vez pasan desapercibidos. Sus virtudes son la nobleza, la bondad y la brillantez. Sus defectos son el orgullo, el egocentrismo y el despotismo.

Leo se expresa desde su soberanía, perfección, dirección y crea-tividad. Pero también lo hace desde su voluntad. Extrovertidos, au-toritarios, libres, fuertes, pasionales y generosos, son tan optimistas que a menudo pecan de imprudentes. Leo se relaciona con el área del corazón y es el único signo regido por el Sol. Propenso por su fuego cerebral a la autoconciencia y autoconocimiento (*atmabho-da, atmavidya*) es un signo de impar, masculino y fijo. Es común que a los líderes políticos se les encuentre en sus cartas astrales el Sol o la Luna en Leo o el Ascendente en este signo. Entre todas las personas, aquellos que tienen estas ubicaciones prominentes de Leo siempre tendrán momentos difíciles en someter a los demás, y por lo tanto se elevarán en posiciones de liderazgo debido a que no nacieron para seguir a otro.

Sagitario *(Dhanus)*

21/11- 20/12
(flecha que señala hacia dónde deben ir los pensamien-tos y la evolución humana).
OC: Géminis.
Sagitario: El Centauro arquero.
Regencia: Júpiter.
Elemento: Fuego.
Cualidad: Mutable.

Amantes de la libertad, no toleran restricciones. Poseen buen criterio y buen juicio para las cosas, también son filosóficos y sien-ten aspiración por las cosas elevadas. Son de sentimientos fuertes, aunque un tanto inconstantes. Les atraen los deportes y los juegos de azar. Son diplomáticos, humanitarios y sinceros. Pero también pueden ser exagerados, impacientes y fanfarrones.

Sagitario expresa su energía desde la cultura, el *viveka* o discer-nimiento, el intelecto (*buddhi*) y la educación. Está asociado con el "darse cuenta" y el "ver". Los nativos de este signo son confiados, alegres, sinceros, fieles amigos, amantes de la naturaleza y el aire libre. Sagitario es de fuego dual; de hecho, *Dhanus* significa "Arco y Flecha". Este signo está regido por el Sacerdote o Júpiter. Muchas guerras han sido luchadas por razones religiosas. Es un hecho que aun continúan, pero las guerras se luchan por poder, dinero y creencias. Júpiter rige ambos indicadores: creencias y dinero. Por lo tanto, en *Dhanus* encontramos las armas de Júpiter listo para salir al frente por lo que es correcto y luchar por ello.

Sagitario es idealista. Habrá un sagitariano donde encontremos predicadores y donde se trasmitan mensajes ricos en conocimientos elevados.

Capricornio (Makara)

21/12- 19/1
(Cabeza y cola de la cabra)
OC: Cáncer.
Capricornio: La cabra.
Regencia: Saturno.
Elemento: Tierra.
Cualidad: Cardinal.

Prácticos, responsables, metódicos y ambiciosos en todo lo que hacen, tienen la capacidad de organizar y planificar. En el amor suelen parecer fríos y distantes, pero es sólo una coraza externa. Son inteligentes, pacientes y perseverantes, aunque pueden volverse pesimistas, depresivos y melancólicos.

Capricornio se expresa desde la realización, el hacer, la practicidad y la ambición. Es un signo de personas introvertidas e impulsivas. El capricorniano es pragmático y real. Regido por Saturno, es un signo de Tierra. *Makara* significa "bestia". La bestia o *Makara* es, en realidad, una combinación de criaturas que representan la naturaleza de Saturno.

Capricornio es el signo donde Marte se exalta (de ahí su relación con Pitta) y cuya debilitación es Júpiter. Este signo no promueve intelectualismo o fineza, sino acción impensada. Capricornio refleja las clases bajas, las masas, el trabajo duro y lo que no es orgulloso o sonoro. La timidez y la inseguridad, el perfil ambicioso, frío y melancólico, así como la tendencia a dar afecto, son características de este signo.

Un capricorniano es disciplinado, práctico y prudente, tiene paciencia y hasta es cauteloso cuando hace falta. Tiene un buen sentido del humor y es reservado. Por el lado negativo, tiende a ser pesimista y, ante las situaciones difíciles, puede llegar a ser fatalista. A veces le cuesta ser generoso con los demás y encuentra dificultades en hacer favores de forma altruista.

Planetas o grahas

El Sol (Surya)

Su símbolo representa el centro del Sistema Solar.

Se cree que, como todo el Sistema Solar, el Sol se originó de la explosión de una Supernova. Gracias a su fusión nuclear, su combustible estará presente por 5000 millones de años más.

¿Por qué hablamos de "combustible"? Es muy sencillo: en apenas un segundo, 600.000.000 de toneladas de Hidrógeno se fusionan para formar 595.000.000 toneladas de helio, que es más liviano. Las 5 millones de toneladas restantes se liberan y en un segundo el Sol produce más energía que toda la que usamos en este Planeta en la historia de la humanidad.

Sin la energía del Sol no habría vida en nuestro Planeta, por lo tanto Surya representa nuestra energía vital y nuestro sentido del Yo.

El Sol cambia de signo cada 30 días, ya que la Tierra tarda un año (365 días) en girar alrededor suyo. Nuestro movimiento hace que dividamos en signos del Zodíaco distintos alrededor del día 21 o 23 de cada mes, a partir del equinoccio. Nuestra estrella se mueve un grado cada 72 años y cada signo es de 30 grados; si un grado tarda 72 años, en 30 grados (una constelación), una Era está conformada por 2160 años.

Astrológicamente el Sol representa aquello con lo que uno se identifica, la posición central, lo masculino, el rey, la autoridad central, el gobierno, el patrón, el jefe, el alma y nuestra energía vital (junto con la Luna). También simboliza al padre.

Por su naturaleza fogosa, el Sol es considerado en Jyotish un planeta maléfico y rajásico.

Si el Sol está fuerte en la carta natal, indicará una persona con cierta tendencia autoritaria que tenderá a ubicarse en una posición importante en la sociedad, o en relación con el gobierno.

Un Sol fuerte en la Carta Natal indica también un alma madura y una conciencia desarrollada, fuerte personalidad y una buena autoestima; sin embargo, un Sol demasiado fuerte o predominante puede llevar a una persona a ser autoritaria o a buscar ser siempre el centro de atención. Es posible que estas personas experimenten dificultades para trabajar en grupo, recibir instrucciones de otros o para desarrollar la humildad.

Un Sol débil o afligido suele indicar una difícil relación paternal, baja autoestima, baja vitalidad o problemas de salud.

El Sol rige al corazón, la circulación, la vista, la cabeza, los dolores de cabeza, el crecimiento del cabello, la calvicie, el abdomen, la capacidad digestiva, la fiebre y la sequedad.

Simbólicamente, es nuestro espíritu, nuestro ego, la individualidad, la esencia, el ser y la creatividad personal.

Es la estrella que rige a Leo, su domicilio, aunque está exaltado en Aries. Recordemos que *exaltación* es cuando un planeta está alojado en un signo donde su energía se hace más poderosa, lo opuesto de *caída*.

Las cifras del Sol

Veamos algunos números sobre nuestra estrella:

Dentro del Sol entrarían 1.000.000 de planetas como la Tierra.

Si se apagara, nos enteraríamos 8 minutos más tarde, ya que está a 150.000.000 de km. Esto significa que lo vemos 8 minutos más tarde, que es lo que tarda su luz en viajar hasta nuestro Planeta.

La luz existe pues está el Sol; la oscuridad, la ausencia de luz, está dada de por sí.

En nuestra galaxia hay miles de millones de estrellas como el Sol, separadas por miles de millones de años/luz. Además, en el universo hay miles de millones de galaxias.

El Sol está aprox. a 30.000 años luz del centro de la Vía Láctea y tarda unos 225 millones de años en dar una vuelta a más de 800.000 km/h.

Marte *(Kuja o Kartik)*

♂ Su signo representa masculinidad.

Ubicado a unos 54.000.000 de km de distsncia de la Tierra y con casi la mitad de su tamaño, su superficie es rica en óxido ferroso que en la atmósfera se mezcla con dióxido de carbono (CO_2). En sus polos hay CO_2 congelado y se cree que por debajo de ellos pueda haber agua en forma de hielo, ya que se han encontrado muchos rastros e indicios de ella en el suelo marciano. Marte tarda 685 días en dar la vuelta alrededor del Sol. Son casi dos años, por lo tanto está casi un mes y medio o dos meses en cada signo.

Kuja causa tantas o más enfermedades que el Sol, principalmente infecciones y fiebre. Es un fiel exponente de la energía masculina. De color rojo, influirá en todo lo rojo, como la sangre. De ahí su vinculación con la guerra. Su nombre se origina por el dios de la guerra: *Mars*. Está relacionado con el corazón, los impulsos, la fuerza modificadora, la agresividad, el fuego, la flecha dirigida a algo, la combustión, el hígado y la acidez.

Marte gobierna a Pitta, es furibundo y agresivo por naturaleza; está representando por su aspecto negativo. Produce un exceso de bilis y ácido que calientan la sangre y, por lo tanto, el cerebro. Es centrífugo y tiende a eliminar quistes, nebos y ciertos tumores. Todos estos no son otra cosa que energía pitta interna que no pudo ser eliminada.

Marte representa energía, coraje y acción. Un Marte fuerte y bien ubicado en la Carta Natal representa al guerrero del espíritu, indica la ausencia de temor para enfrentar dificultades o enemigos externos o internos, es señal de control sobre el propio cuerpo y sobre la agresividad. En cambio, un Marte afligido puede llevar al temor a una persona, a la agresividad o la violencia.

De acuerdo con su posición la agresividad marciana puede tornarse una energía positiva y espiritual que ayude a vencer los obstáculos y crecer espiritualmente, o tornarse en una fuerza destructiva causando daños, lesiones, accidentes o pasiones muy difíciles de controlar.

Se trata de un planeta orientado hacia la acción, la iniciativa y la conquista de enemigos. Puede llevar a una personalidad activa y emprendedora o, por el contrario, a un deseo de dominación por la fuerza. Si aparece débil, puede causar una disipación ó perdida de energía en demasiadas direcciones; puede indicar debilidad o problemas musculares, por lo que el ejercicio físico será muy importante para fortalecer la energía marciana.

Marte también está asociado con la tecnología, la construcción, las habilidades técnicas o mecánicas, la matemática, la computación, el deporte, la medicina o cirugía, los policías y militares, los dictadores, el fuego y las explosiones.

Físicamente representa la médula, los músculos y fortaleza física, la cabeza, los testículos y virilidad, la sangre, el hígado, la presión arterial y la constitución ayurvédica Pitta o fogosa.

Simbólicamente, Marte es el deseo y la ambición, la acción vital, la energía sexual, la impulsividad. Es el planeta que rige al *rashi* Aries, que además presenta al Sol como exaltación, cardinal y de fuego.

Ketu (Nodo sur lunar)

Como explicamos anteriormente, *Rahu* y *Ketu* son dos puntos astrales que representan nuestro pasado y futuro, lo vivido de nuestras reencarnaciones y lo que queda por vivir; ambas son la cola y cabeza del Dragón. El símbolo de *Ketu* es la inversión del símbolo de *Rahu*.

Ketu representa la comprensión de las leyes ocultas de la creación. Al ser un *chaaya graha* (planeta sombrío), activa el principio del pensamiento, causando insatisfacción intelectual y la necesidad de resolver problemas filosóficos. *Ketu* produce introspección; también induce al pensamiento profundo que revela la naturaleza ilusoria de los objetos materiales con la subsiguiente desilusión y descontento que, a su vez, generan en el individuo la voluntad y la tenacidad para adquirir el conocimiento espiritual.

Bajo el impulso de *Ketu*, el individuo se aísla de su entorno y de sus contemporáneos, puede tener la sensación de ser distinto a los demás, ser "raro" o incomprendido, y sufrir la segregación por parte de sus semejantes.

Los textos astrológicos lo describen como significador del abuelo materno, las minorías, los ascetas y los místicos. Se vincula con la sala de maternidad y el lecho de muerte, dolores, fiebre, heridas, enfermedades que producen consunción, y brujería. Está relacionado con el desprendimiento, la independencia y la emancipación. También, con la filosofía, el entendimiento y la consciencia de la propia individualidad. Liberación y separación son dos conceptos asociados a este planeta.

Al igual que *Rahu*, los efectos de *Ketu* son desestabilizadores y pueden producir tormentas y tensiones. *Ketu* puede causar daños y restricciones en las áreas que afecta, pero también puede ser una fuente de aprendizaje espiritual.

Un *Ketu* adverso puede ser causa de rupturas, accidentes o enfermedades, pero alternativamente puede indicar conocimientos intuitivos provenientes del pasado. Es considerado un planeta muy importante para la evolución espiritual, ya que representa la capacidad de renuncia, insatisfacción con lo efímero y búsqueda de la verdad esencial. Un *Ketu* predominante es común en la Carta Natal de monjes, ascetas, renunciantes, psíquicos y clarividentes.

Casas o *Bhavas* I, V, IX y X

Casa I, Casa del cuerpo
Thanu bhava

La Casa I corresponde al signo de Fuego y por lo tanto es la casa del *Dharma* (deber o propósito de la vida). Es también llamada el *Lagna* o Ascendente. Es el Signo (y el específico grado dentro de ese Signo) que está ascendiendo al Oriente en el horizonte a una hora y lugar específico de la Tierra.

Esta es considerada la Casa más importante, ya que indica el comienzo, el origen, el impulso motivador nacido del contacto entre el cielo y la Tierra. Es la energía inicial que penetra en la primera inspiración en el momento del nacimiento.

El Ascendente en realidad representa la posición de la Tierra en referencia con el cielo en un momento y lugar en particular. Al determinar el Ascendente, todas las demás Casas son determinadas al mismo tiempo, relacionando los Signos con las distintas Casas o escenarios de la vida, lo que nos da como resultado importantes elementos de información.

En la astrología védica, se le da mayor importancia al signo del Ascendente que al Signo solar (a diferencia de la astrología occidental) en cuanto a los efectos de un signo en la personalidad y vida de la persona.

El *dharma*, el nacimiento, la apariencia personal, la fama, el carácter, las tendencias, la prosperidad, la fuerza, la longevidad, la fuerza de voluntad, la dignidad, la vida en la infancia y el comienzo en la vida, corresponden a esta Casa.

Thanu bhava muestra cómo han sido las condiciones de uno al momento de nacer, cuál fue la recepción que el mundo le dio a ese nuevo ser. Los planetas que rigen la Casa I indican la naturaleza de la personalidad y las tendencias. Si es Libra, que está regida por Venus, entonces la persona puede ser artística, romántica y apasionada. Si la primera Casa es Capricornio, entonces Saturno afectará la personalidad, que mostrará un temperamento serio, inclinado a los negocios y a los asuntos de su carrera.

El *Karaka* o indicador de la primera casa es el Sol.

La Casa I denota la estatura física, el color, la forma, la constitución y salud, la vitalidad y vigor, la disposición natural y sus tendencias, la personalidad, el honor y la dignidad.

También corresponde a la longevidad, el comienzo de la vida y el estatus, el ser, la auto-identidad, el carácter, la personalidad, la principal energía que impulsa el comienzo de la vida o de un evento, el comienzo, el nacimiento y la temprana infancia y sus condiciones. Está igualmente relacionada con el cuerpo físico y su salud, las fortalezas y debilidades, así como con la apariencia física.

Casa V, de la progenie
Putra bhava

La Casa V corresponde a una casa de fuego y por lo tanto es una casa del *Dharma*, es decir, del deber o el propósito de la vida. Está relacionada con los hijos, la inteligencia, la mente, el *purva punya* (el crédito de la vida pasada, los buenos karmas), la especulación, los juegos de azar, los deportes, el arte de pintar o dibujar, la moral, el mérito, la caridad, la religiosidad de la mente, el romance, los asuntos amorosos, los placeres, los mantras, las técnicas espirituales, la sabiduría, el conocimiento elevado y la buenas actividades.

Al ser una casa *Trikona*, la Casa V es auspiciosa y es una parte muy importante de la Carta Natal, debido a que gobierna todo lo relacionado a *purva punya*, ese "crédito de la vida". El crédito de la vida pasada (o su ausencia) se manifestará en la vida actual. Casi todas las personas famosas del mundo tienen una Casa V muy poderosa.

Al ser la Casa de la moralidad y los méritos, su presencia denota una persona hábil, íntegra y humilde. Por ese motivo la Casa V juega un rol muy importante en la vida de grandes santos, iluminados y líderes religiosos, debido a que rige la mente religiosa, la moral, los mantras y las técnicas espirituales.

En la India, muchos matrimonios aún hoy son arreglados desde el nacimiento o desde una edad prematura. Por lo tanto, los asuntos amorosos son vistos desde la Casa V, significando la cualidad de amor recibido de la esposa o esposo.

El *karaka* o el indicador de la Casa V, es Júpiter.

A través de esta Casa es posible obserbar placeres, asuntos amorosos, apegos sexuales con las amistades o asuntos íntimos fuera del matrimonio; también los hijos, las inclinaciones, los talentos artísticos, las diversiones, los deportes, los entretenimientos, los romances, la competencia, los juegos de azar, las apuestas, la lotería, los crucigramas y la habilidad competitiva.

Esta Casa denota los principios morales, ya sean buenos o no, las inclinaciones astrológicas, lo oculto, la religión, la adquisición de conocimientos, la sabiduría, la inteligencia, las prácticas espirituales, las riquezas, las inversiones y las influencias. Representa la capacidad para tener hijos, así como la relación con ellos, su bienestar y características, y lo relacionado con embarazos y niños. También representa la capacidad para ser creativo en un nivel mental, las ideas, la inteligencia creativa o *buddhi*, la escritura, el diseño y el arte.

Es una Casa Pitta y de *Dharma*, relacionada con el sentido de rectitud, el deber, la justicia, la sabiduría, la educación, los procesos de aprendizaje, el estudio, la enseñanza, las instituciones educativas, los libros, los escritores, las bibliotecas, las escrituras sagradas y también los mantras.

También se encuentra relacionada con el jugar y la diversión, los juegos, la naturaleza infantil, los deportes, el entretenimiento, el romanticismo en las relaciones amorosas, la recreación, la buena suerte y la fortuna en la especulación, el juego de azar, y las inversiones.

Casa IX, Casa de la suerte
Dharma bhava

La Casa IX corresponde a un Signo de Fuego y, por lo tanto, también es otra Casa del deber como propósito de la vida. Está relacionada con la suerte, la fortuna, el padre, la religión, la filosofía, la sabiduría, la adoración, el Gurú, los nietos, los viajes largos, los viajes, las leyes, el conocimiento elevado de todas clases y las rodillas.

Es una casa auspiciosa que favorece a todos los que se asocian. Indica la suerte o la fortuna de una persona, por lo que siempre se debe considerar en cada análisis. Esa buena suerte no es otra cosa que el resultado de haber seguido el *dharma* o buenas acciones en el pasado, y la certeza de que seguirlo en el presente llevará a la buena suerte en el futuro.

Rige el padre. Sus indicadores o *karakas* son Júpiter y el Sol.

En esta Casa se observan la fe, su sabiduría, la adoración, la gracia divina, la meditación, la intuición, los presentimientos, las premoniciones, la inteligencia, los sueños, el progreso espiritual, el maestro espiritual, al padre, los conocimientos trascendentales, la comunicación con los espíritus y la caridad.

Al ser una Casa *Dharma* o de rectitud, se relaciona con buenas acciones y buen karma, justicia, valores morales y ética, sabiduría, conocimiento superior, enseñanza superior, universidades, filosofía, religión, espiritualidad, el *Guru* o Maestro y la relación con él, así como el interés y capacidad en difundir el conocimiento.

Por lo tanto, los planetas ubicados en esta Casa y las Casas de las que son regentes tenderán a prosperar y manifestar sus mejores cualidades, a menos que ellos estén debilitados o severamente afligidos. La Casa IX es la principal para entender las inclinaciones espirituales de una persona, sus valores filosóficos, el sentido del deber y el sendero espiritual. Está también relacionada con peregrinaciones, viajes exitosos por razones espirituales, la conexión con personas, países extranjeros y misiones diplomáticas.

Casa X, de la profesión
Karma bhava

Por más que tenga fuerza Pitta, la Casa X corresponde a un signo de Tierra y por lo tanto es una Casa de *Artha* (riqueza), relacionada con la prosperidad, posición y seguridad material. También se vincula con la carrera, la profesión, la fama, el honor, el status, el gobierno, los peregrinajes sagrados, las actividades piadosas y aquellas que benefician a la sociedad, así como las figuras importantes que tengan cierto tipo de autoridad y los oficiales del gobierno.

Karma bhava gobierna la carrera de uno y el status.

Esta es la Casa en el cual influyen muchos factores en la toma de decisiones, particularmente cuando se trata de elegir una carrera. Mediante una apropiada interpretación, es posible alcanzar cierto grado de certeza en la elección de una carrera. Además se observa la profesión y ocupación, la fama, el crédito, el estatus, el rango de la vida, los negocios, el gobierno, los jefes, la fama pública, la estima, el prestigio y el poder.

Los *karaka* o indicadores de la Casa X son el Sol, Júpiter y Mercurio.

Esta casa debe estudiarse mucho en los jefes de Estado, los ministros, las personas importantes y famosas. Se observa también los lugares de peregrinaje y los lugares sagrados. Está relacionada con las ambiciones, las responsabilidades mundanas y el avance en la profesión.

Esta Casa también representa nuestras acciones y principales trabajos en la vida. Es donde podemos analizar lo relacionado con el éxito o fracaso en la carrera, la vocación natural y talentos, el nombre, el honor y reconocimiento en nuestro trabajo.

Representa la posición y poder que la persona tiene en la sociedad, relacionada con sus logros laborales. La Casa X es la que está en más alta posición en el cielo al momento del nacimiento (es una Casa Angular o *Kendra*), por lo tanto representa nuestra dirección y metas en las acciones, y la misión personal que debemos alcanzar en esta vida.

Los planetas ubicados en la Casa X tienden a ser muy importantes, fuertes y visibles externamente. Hacen a la persona ambiciosa y extrovertida.

CAPÍTULO VIII

Kapha y los astros

El apego a cualquier cosa o persona
trae miseria, límites y destrucción de la libertad.

Ramana Maharshi

Kapha

El *dosha* o biotipo *Kapha* (léase "Kafa"), está compuesto por los elementos agua (*jala*, *kleda*, *soma*) y tierra (*prithvi*). Tierra y agua forman arcilla, el cuerpo. *Kapha* tiene un excelente cuerpo y fortaleza, es el único *dosha* que cuenta con el resistente elemento tierra.

Tal cual sus elementos, este biotipo es apacible, tranquilo, suave, confidente, fiel y seguro. Es muy tolerante, pensativo, paciente y metódico. Las personas con preponderancia *Kapha* tardan en aprender, pero una vez que lo lograr retienen por siempre ese conocimiento. Realizan sus actividades lentamente, con tendencia al sueño y la inactividad. En desequilibrio, *Kapha* puede caer en el apego, la codicia y la depresión. Son los más inclinados a la devoción.

Este dosha puede generar mucosidad, puesto que es su material de desecho. Esto suele ocasionar problemas en los pulmones y el pecho. Además, es propenso al sobrepeso y a tener pobre circulación.

Las siguientes afirmaciones definen al biotipo *Kapha*:

1. El funcionamiento de mi cuerpo es lento, pero estable.

2. Tiendo a subir fácilmente de peso y me cuesta trabajo bajarlo.

3. Tengo una buena y plácida disposición, difícilmente pierdo los estribos.

4. No me siento mal si no como uno de los tres alimentos diarios.

5. Tiendo a tener sinusitis crónica, asma o flema excesiva.

6. Duermo ocho horas o más y, sin embargo, me cuesta trabajo empezar la mañana.

7. Mi sueño es profundo, me gusta la siesta.

8. Soy una persona calmada y no me enojo fácilmente.

9. Me cuesta un poco de esfuerzo aprender algo nuevo, pero luego retengo muy bien la información.

10. Tiendo a retener grasa en el cuerpo.

11. El clima frío, húmedo o nublado me molesta.

12. Mi cabello tiende a ser grueso, oscuro y ondulado.

13. Mi piel es pálida, fría y tersa.

14. Mi complexión es sólida y robusta.

15. Lo siguiente me describe muy bien: sereno, dulce, cariñoso y de perdonar fácilmente.

16. Mi digestión es lenta y me siento pesado después de comer.

17. Mi calidad de energía es constante, tengo buen nivel de fuerza y mucha resistencia física.

18. Generalmente camino despacio y alegre.

19. Tiendo a dormir de más y a despertar un poco mareado. Tengo pereza al empezar el día.

20. Como despacio y soy metódico.

Vata se mueve, *Pitta* quema y *Kapha* une. Esto quiere decir que *Vata* debería detenerse, *Pitta* debería enfriar y *Kapha* debería soltar.

Si bien *Vata* y *Kapha* son *doshas* fríos, *Kapha* es más frío que *Vata* por el elemento agua. De todas maneras, las personas *Vata* suelen tener los pies y manos más frías por sequedad y pobre circulación.

Algunos de los factores que aumentan *Kapha* son:

- Exposición al frío

- Poco movimiento

- Comer demasiados alimentos dulces, carnes, grasas y lácteos

- Uso excesivo de la sal

- Beber demasiada agua

- Dormir demasiado

- No realizar actividad física

- Inactividad, sedentarismo

- Dormir siesta

- Emociones como la duda, la codicia, avaricia y la falta de compasión

- Fin de invierno y primavera.

A *Kapha* se lo describe como el *dosha* que da la estructura al cuerpo. Significa "mantener unido, abrazar, cohesionar". Es "aquello que mantiene las cosas unidas". Un ejemplo de *Kapha* en el cuerpo es el agua del plasma que mantiene los nutrientes unidos para ofrecerlos a cada uno de los tejidos y las células, permitiendo que todo circule. Lo mismo ocurre con el agua del líquido céfalo raquídeo del sistema nervioso.

Kapha participa física y mentalmente en firmeza, fuerza, elasticidad, estabilidad, suavidad, valor, vitalidad, lealtad, comprensión, perdón, amor, paciencia y tolerancia.

Provee al organismo de resistencia contra las enfermedades, con apoyo en el proceso de curación y fortaleza para la reproducción por medio de la esencia ojas.

Kapha es la fuerza anabólica del cuerpo y necesita "soltar".

Su desequilibrio estará relacionado principalmente con sus elementos y sus cualidades (edemas, problemas pulmonares, sobrepeso, colesterol, estancamiento, apego, depresión).

Cáncer, Escorpio, Piscis y Tauro son de naturaleza *Kapha* en ese orden, al igual que Venus, la Luna y Júpiter, así como las Casas II, IV, VIII y XII.

Signos o *rashis*

Tauro *(Vrishabha)*

19/4-19/5
(Representa la cabeza del toro)
OC: Escorpio.
Tauro: El toro.
Regencia: Venus.
Elemento: Tierra.
Cualidad: Fijo.
Sus frases: "Yo tengo", "Yo doy", "Yo transmuto".

Tauro es vital: su poder de transmutación está en la eliminación y la muerte de ciertos aspectos, que le darán lugar a otros. Por eso es pérdida y conflicto. Pero también renacimiento. Son prácticos, constantes y rutinarios en cualquier actividad que realicen. Poseen sentimientos fuertes, son conservadores y posesivos. Su marcado sentido del valor de las cosas puede hacerlos parecer materialistas

frente a los demás. Aman el confort y la comodidad. En sus virtudes
se destacan la paciencia, la tranquilidad y ser dueños de sí mismos.
Sus defectos principales son la obstinación, la tacañería, la posesi-
vidad y los celos.

Tauro ve la concreción, el trabajo, la conservación y la productividad desde el tener. Son personas resistentes, pacientes, que saben
guardar la calma. Se le asigna la carta del hierofante, que significa
"el que revela las cosas sagradas". Esto quiere decir que ayuda a
entender y sanar. Cuando una persona nos informa sobre las reglas
o proporciona información confidencial, actúa como el hierofante.
Este guardián de la sabiduría tradicional puede representar tanto al
curandero, chamán o gurú, como al sacerdote o rabino.

Está regido por Venus, por lo que es el signo de la belleza, el
lujo, la felicidad, la comodidad y todas las cosas bonitas. Tauro rige
sobre un hogar establecido y fijo, y afecta a las personas en querer
conseguir cosas establecidas y dejarlas en esa forma. Simbolizado
por un toro, es claro que es difícil mover a un animal así, y que un
toro furioso es peligroso...

Es uno de los tres signos de Tierra y el más Kapha de todos. Con
la belleza y la gracia de Venus detrás de él, Tauro siempre arregla
cada circunstancia. Debido a que la Tierra es sólida, las cosas que
Tauro crea también son sólidas y duraderas y no temporales como
las cosas creadas por los signos de aire, que son susceptibles a ser
sopladas y desaparecidas. Por ese motivo, los taurinos son personas muy realistas.

Cáncer *(Karkata)*

21/6-21/7
(Sugieren las pinzas de un cangrejo)
OC (recordamos, significa opuesto complementario):
Capricornio
Cáncer: El cangrejo.
Regencia: La Luna.
Elemento: Agua.
Cualidad: Cardinal.
Sus frases: "Yo siento", "Yo subo a la cima".

Por su gran sensibilidad, cáncer puede ser dañado con facilidad en su interior. Son amantes del hogar y la familia, conocidos como "la madre" del horóscopo. Protectores, cariñosos y maternales en el amor, su humor es tan cambiante como la luna, de allí que se los conozca como "alunados". Son imaginativos e intuitivos. Sus virtudes son la tenacidad, la ternura y los sentimientos confiables. Sus defectos principales son su susceptibilidad, sus caprichos y su quisquillosidad. Cáncer es el lugar social fuera de la casa. Responsable y serio, siempre buscará llegar a la meta.

Cáncer se expresa desde el sentir, el mostrar su impresionabilidad, sus recuerdos, su imaginación. Son familiares, tímidos, posesivos, imaginativos y románticos. Su nombre sánscrito, *Karkata*, significa "cangrejo". El ejemplo del cangrejo es significativo debido a que estos animales viven cerca del mar y Cáncer es un signo de agua. Los cangrejos son particulares acerca de la protección, se mueven en cualquier dirección y sus cuerpos tienen conchas muy duras y tenazas para sobrevivir. Tienen la tendencia de permanecer en agujeros en las rocas para tener más protección y no se encuentran divagando en busca de alimento.

Cáncer es uno de los signos más sensitivos y "familieros". Todos los signos de agua son sensitivos, pero éste es el líder. Es suave, sensitivo y generalmente necesita protección. Además, es el único signo regido por la Luna, lo femenino, el Yin (Leo sería el Sol, lo masculino, el Yang). Los cancerianos tienen una tendencia natural a depender de los demás. Si todo es seguro, es un buen signo; pero si las cosas no están seguras, es probable que use sus garras para herir o amenazar.

Como vimos, Cáncer es el único signo regido por la Luna y Leo el único signo regido por el Sol; mucho de la naturaleza de los principios femeninos y masculinos son tomados de estos dos planetas y de sus dos signos. El principio masculino es independiente y controlador, mientras que el femenino es dependiente y sumiso. El masculino es fuerte en el mundo material, mientras que las cualidades femeninas pertenecen al mundo espiritual. Son personas dulces que viajan entre la melancolía y la alegría. Están relacionadas con el pasado, la familia, el hogar, lo tibio, las emociones, el ama de casa.

Piscis *(Meena)*

♓ 19/2-19/3
(Dos peces nadando en direcciones opuestas, mostrando la dualidad del hombre.
OC: Virgo
Piscis: Los peces.
Regencia: Neptuno (o Júpiter).
Elemento: Agua.
Cualidad: Mutable.

Piscis tiene una notable capacidad sensitiva. Oscila continuamente entre los extremos de alegría y pesimismo. En el amor, los piscianos son románticos y cariñosos. Son compasivos y hospitalarios y no les gusta discutir, porque son pacifistas por naturaleza. Son intuitivos, adaptables y dóciles. Pero también pueden mostrarse influenciables, confusos, perezosos y engañar.

Piscis se expresa desde la universalización, la abstracción, la confianza, la inspiración, el servicio, la fe y el creer. Son sutiles, dulces, tolerantes, imprevisibles y románticos, pero quisquillosos e infieles. En sánscrito, *Meena* significa "pescados"; se trata de un símbolo que representa al ser que emerge del océano de la verdad o finalidad.

Los piscinanos creen en la amistad y el amor. Son bondadosos, justos y pasivos, prefieren contemplar antes que controlar. No nacieron para ser líderes, pero son buenos para servir, aconsejar y proteger. A veces se le llama un signo débil, pero eso alude solamente a que no suelen alcanzar triunfos materiales.

Es el signo final del Zodiaco; Piscis rige el final de todas las cosas, donde no queda nada excepto paz. Regido por Júpiter y signo de agua, es clamado y está siempre en equilibrio; es el encuentro con Dios, la rendición ante la Divinidad.

En Piscis se exalta Venus y se debilita Mercurio. Venus es el planeta de la felicidad y los placeres y le cae bien Piscis debido a su vanidad, donde lo refleja plenamente. Todos son pacíficos en Piscis, todo es bienvenido.

El pisciano tiene una personalidad tranquila, paciente y amable. Son sensibles a los sentimientos de los demás y responden con simpatía y tacto al sufrimiento de otros. Son muy queridos porque tienen un carácter afable, cariñoso y amable, y no suponen una amenaza para los que quieren tener puestos de autoridad o mayor popularidad. Suelen asumir su entorno y sus circunstancias, y no toman la iniciativa para resolver problemas. A veces les preocupan más los problemas de otros que sus propios problemas.

Escorpio *(Vrischika)*

23/10-20/11
(Semeja las patas y la cola de un escorpión)
OC: Tauro
Escorpio: El escorpión.
Regencia: Plutón (o Marte).
Elemento: Agua.
Cualidad: Fijo.

Poseen un carácter muy fuerte, son dueños de sí, enérgicos y penetrantes. No tienen término medio, por eso pueden ser muy queridos o muy odiados. En el amor son muy sensuales y sexuales. Se destacan por su percepción y magnetismo personal. Sus virtudes principales son reservadas, psíquicas y confiables. En los defectos son vengativos, destructivos y libertinos.

Todos los signos *Kapha* son de polaridad (-), femenina, con cualidades frías, que absorben, mantienen y sostienen. Escorpio se va a expresar desde el trasmutar, su posibilidad de renovarse, la transformación y la estrategia. Tienden a ser profundos, serios, autoritarios, celosos, posesivos y pasionales. Escorpio es un signo de agua regido por Marte. Los escorpianos pueden ser peligrosos y esto es porque la sensitiva Luna se debilita en este signo. En sánscrito, Escorpio es llamado *Vrischika*, que significa "Escorpión".

Escorpio parece misterioso y temeroso para la mayoría de las personas. De hecho, todo lo que rige este signo suele darnos miedo: arañas, serpientes, escorpiones, agujeros en la tierra, cuevas, grietas y lugares oscuros.

Escorpio también rige los genitales y el ano del *Kala Purusha* o la forma universal de Dios. En el *Bhagavad Gita* y otras escrituras védicas, ya figuraba que Escorpio rige sobre estas partes de su cuerpo. Por lo tanto, es el signo de los placeres secretos, los asuntos privados y profundos, el erotismo, el temor y el peligro.

Planetas o grahas

La Luna *(Chandra)*

Blanca y plateada (plata es el metal de la luna), por ley de analogía la Luna influirá en los glóbulos blancos, la defensa, la inmunidad, el brillo corporal y el agua, con sus apegos y pensamientos.

Cuando se prepara una observación astronómica, si hay Luna la visión se verá muy dificultada. Su luz hace desaparecer todas las sutilezas del cielo profundo, las galaxias no se encuentran y las nebulosas pierden todo su encanto. En el telescopio, la Luna es impactante; está salpicada de cráteres o astroblemas (literalmente "herida de los astros"), existen zonas oscuras conocidas como "mares" y otras más brillantes, está plagada de accidentes geográficos como montes, valles y cordilleras.

La Luna es el objeto del cielo más cercano a la Tierra y está situada a poco más de 1 segundo luz de distancia (380.000 km). Se corresponde con el elemento Agua; por lo tanto, está relacionada con la mente, lo femenino, la mamá y los apegos.

La Luna refleja y cambia su luz y gravedad, por lo que influye en cambios de carácter. De hecho, de ella proviene decirles a los locos que son "lunáticos". Su blanco influye en el calcio, al cual protege. La Luna cierra en círculo, es centrípeta, emocional y con memoria. Su tamañao es un cuarto del de la Tierra y se encuentra a una distancia promedio de 400.000 km. La cara que apreciamos de la Luna es siempre la misma. Además, nuestro satélite completa una revolución o vuelta sobre sí misma en 27,3 días.

Al no haber atmósfera, el cielo siempre está negro y los meteoritos no tienen freno para impactar en ella. Su temperatura oscila entre 170 y -150°C.

La Luna es la responsable de las mareas en el macrocosmos (nuestra Tierra) y en el microcosmos (nosotros mismos). Si la gravedad de la Luna afecta a la Tierra, cuyas 3/4 partes están compuestas por agua, también lo hará en los animales, con idéntica proporción de agua en su composición. Es por eso que se recomienda, entre otras cosas, cortarse el cabello en el cuarto creciente, momento de mayor irrigación capilar. En esta parte del hemisferio el cuarto creciente es la medialuna vista a la izquierda (convexidad izquierda).

También es muy importante en mantenerle el eje inclinado de rotación de la Tierra (23,26′) y gracias a ello tener las cuatro estaciones. Si no fuera por la Luna, ese eje no se mantendría y el clima sería un caos.

Sin embargo, su tamaño y su masa (1/6 de la Tierra) le impide retener atmósfera alguna.

La eclíptica de la Luna se aleja a razón de 2 cm por año de la Tierra, lo que indicaría que en un remoto tiempo atrás, ambas eran un mismo planeta. Se cree que, a causa de una colisión espacial con un meteorito de miles de kilómetros de extensión, la Tierra desprendió una gigantesca nube de gas, polvo y rocas a su alrededor que luego se condensó y formó un único satélite lunar.

La Luna es considerada el astro más importante en la astrología védica debido a su influencia en la mente y las emociones. Ambos son instrumentos por los cuales percibimos el mundo, actuamos y nos relacionamos con él; también son responsables del juego del karma. Refleja la energía del Sol y equilibra su fuego con su néctar fresco, revitalizador y maternal. Representa la mente, las emociones, el prana, la madre, la alimentación, el agua y los líquidos.

Es bien conocido el efecto de los ciclos lunares sobre la vida terrestre, las plantas, las mareas, el clima, el ciclo femenino y la fertilidad, así como el estado anímico.

Una Luna fuerte o bien ubicada en la carta natal refleja estabilidad mental, buena capacidad de concentración, bienestar y satisfacción emocional. Una Luna afligida suele llevar a dificultades emocionales, desequilibrios psicológicos o dificultades de salud.

Estudios estadísticos demostraron que las personas con enfermedades mentales suelen sentirse más perturbadas durante la luna llena.

Las fases de la Luna, creciente y menguante, afectan directamente los estados psicológicos y fisiológicos del ser humano y de todos los seres vivos. Quien nace con Luna creciente suele tener una personalidad más extrovertida, mientras que la Luna menguante indica una personalidad introvertida.

La posición de la Luna en la Carta Natal indicará la forma de pensar y sentir de la persona, así como los temas importantes para ella. De acuerdo a cómo estaba la Luna ubicada en el momento del nacimiento, determinará los sucesivos períodos planetarios o *Maha Dashas*. Este es un elemento importante para predecir las energías predominantes en diferentes momentos de la vida.

Simbólicamente, la Luna es lo femenino, el subconsciente, el pasado, la familia, la mujer, la madre, las emociones y las raíces. Es el planeta que rige a Cáncer. La Luna representa la madre y su posición será un indicador del tipo de relación con la madre o el bienestar de ella, lo que a su vez afectará invariablemente el estado psicológico y la vida en general de la persona. También representa la nutrición, el alimento y nuestras necesidades materiales para sobrevivir, por lo que una Luna fuerte se considera una gran ayuda para superar las dificultades de la vida.

Físicamente, está relacionada con la fertilidad femenina, los fluidos corporales y mucosas, los pulmones, las mamas y la zona del pecho.

La Luna tarda casi 28 días en dar la vuelta a la Tierra, cambiando de signo de Zodíaco cada dos o tres días. Es un satélite, pero se considera un planeta por la importancia que tuvo desde siempre en las distintas culturas o pueblos de la Tierra.

Venus *(Shukra)*

♀ Su símbolo representa lo espiritual por sobre la materia. Es el Lucero, la primera y más brillante estrella que aparece en el cielo de noche. Es un poco más chico que la Tierra y el más cercano a la misma. Si bien no es el más cercano al Sol (Mercurio lo es) es el más caliente, ya que tiene una pequeña atmósfera que le hace de efecto invernadero. La superficie de Venus tiene temperaturas que alcanzan más de 500 C (suficientemente altas para derretir el plomo) y una atmósfera 90 veces más pesada que la nuestra con nubes de ácido sulfúrico flotando alrededor.

Se cree que Venus chocó con algún planeta o meteorito grande, ya que al igual que Urano, tiene una rotación en sentido horario, contraria a todos los demás planetas (allí el Sol sale por el Oeste y se pone por el Este). El choque le produjo una inversión de sus polos, el polo Norte pasó al Sur y viceversa, con el consecuente aparente cambio de rotación.

Venus gobierna a *Kapha* y es fiel exponente de la energía femenina. Representa la energía femenina, lo bello, refinado y atractivo, los deseos y pasiones humanas, la pareja, la procreación y la sexualidad. Un Venus fuerte y bien ubicado suele otorgar creatividad artística, belleza física, buen sentido de la estética y armonía, prosperidad y bienes materiales, Sin embargo, si no hay otros factores espirituales en la Carta Natal, un Venus fuerte y predominante puede llevar a una tendencia excesivamente sensual con gran apego al mundo y sus goces físicos.

Si Venus aparece debilitado o afligido, suele reflejar una incapacidad para obtener goce o placer en la vida, pudiendo llevar a la persona a una búsqueda exagerada de gratificación sensual para compensarlo. Puede indicar dificultades sexuales o enfermedades en el sistema reproductor.

Para el hombre, Venus representa la mujer o esposa. También se asocia con música, danza, finas artes, creatividad, amor, atracción, riqueza, joyas y sexualidad.

Físicamente representa el sistema reproductor, el tracto urinario y el semen. Su constitución ayurvédica es *Kapha* y también *Vata*.

Venus tarda 243 días en dar la vuelta alrededor del Sol, un poco menos de un año, y permanece en cada signo más o menos 25 días.

Simbólicamente es el amor consciente, el sentimiento, las relaciones, la armonía, el arte, la belleza, las posesiones y el dinero. Rige a Tauro y a Libra.

Júpiter *(Guru)*

Está simbolizado por el semicírculo de la conciencia y del alma, antes que la cruz de la materia. Representa el maestro o guru, la sabiduría, religión, la bondad, la buena suerte y la expansión.

Júpiter es el más grande de los planetas gaseosos. Su núcleo duro central es del tamaño de nuestra Tierra, pero puede albergar mil Tierras más. Si tuviera bastante más masa y gravedad, podría ser una estrella (y tendríamos dos soles).

La posición de Júpiter en la carta natal indicará las formas de aprendizaje espiritual, tipo de fe o religión, maestros y prosperidad material. Es considerado el planeta más benéfico en el Zodíaco, puesto que su naturaleza es siempre de dar sin esperar nada a cambio. Suele bendecir o expandir las áreas relacionadas a su ubicación.

Un Júpiter fuerte y bien ubicado indicará optimismo, fe, interés por la filosofía y religión, sentido de la rectitud y justicia, contacto con maestros o sabios y una buena prosperidad causada por un buen karma o tendencias espirituales previas.

Es muy común en las Cartas Natales de personas religiosas o sacerdotes, maestros o docentes, filósofos, jueces, abogados y personas prósperas.

Júpiter también representa a los hijos y, en el caso de la mujer, representa al marido. Un Júpiter débil puede indicar dificultades maritales, mala salud del marido, dificultades con hijos o problemas para concebir.

Físicamente, este planeta está relacionado con las grasas, la acumulación de fluidos, la obesidad, el hígado, el páncreas y el metabolismo del azúcar, las caderas y los pies. Su naturaleza es *Kapha* flemática.

El planeta Júpiter tarda 12 años en dar la vuelta alrededor del Sol, es decir que está un año en cada signo. Simbólicamente, Júpiter es la mente superior, los mundos lejanos, la expansión, la espiritualidad material, las opiniones, el gran beneficio y la fe.

Aunque rige a Sagitario, que es *Pitta*, tiene más fuerza *Kapha*.

Casas o Bhavas II, IV, VIII y XII

Casa II, casa de las riquezas
Dhana bhava

La Casa II corresponde a un signo de Tierra y por lo tanto a la Casa de *Artha* (riquezas). Está relacionada con la riqueza, el dinero, la vida familiar, la felicidad doméstica, el conocimiento, la oratoria, los poetas, la forma de hablar, la imaginación, el rostro, la timidez, la prudencia, la boca, la lengua, la visión, las joyas, los vestidos, la educación, la alimentación, las falsedades, la veracidad, el lenguaje grotesco, la caridad, el ojo derecho, el cuello y la garganta. También es conocida como la casa de las finanzas, la imaginación de la persona y la forma de hablar. La forma de hablar incluye las habilidades oratorias. En la vida doméstica, esta casa es el indicador de la familia. Crea poetas, banqueros, educadores y oradores, la memoria y la imaginación. Representa las posesiones, lo valores, la fortuna con respecto a asuntos económicos, las ganancias, los logros mundanos y las posesiones de valor intrínseco; también las joyas, el oro, las piedras preciosas y semi preciosas, las ataduras y la seguridad, así como la tendencia a compartir.

Casa IV, Casa de la paz doméstica
Sukha bhava

La Casa IV corresponde a la madre, el corazón (las emociones y las pasiones), la felicidad, las tierras, las propiedades e inmuebles, el gobierno, las herencias ancestrales, las comodidades, los vehículos (autos, botes, aviones), el grado académico, el final, la vida cercana, los asuntos privados, las fincas y la seriedad.

Los *karakas*, o indicadores de la Casa IV, son la Luna y Mercurio.

En esta Casa se ve la vida secreta, los campos, las tierras, las propiedades, los ríos y los edificios. Representa lo que está debajo de nosotros, del otro lado de la tierra, la vida interior y en el cuerpo físico. Está vinculada con el área del pecho, el corazón, las mamas y la leche materna.

Espiritualmente, esta es la casa de la devoción o *Bhakti*, el amor, paz y bienestar emocional. Representa la familia de origen, las relaciones con los padres, con la tradición, con la patria, con la política y la Iglesia. Indica el lugar del individuo dentro de su propia casa y en su país. Una Casa IV fuerte puede inclinar a permanecer anclado en los propios orígenes.

Como explicamos en el capítulo II, el Immum Coeli (IC) o Fondo de Cielo está justo al otro lado del Medium Coeli (MC) o Medio Cielo, y se halla, por tanto, en el punto más bajo del horóscopo, donde señala el comienzo de la cuarta Casa. Debido a que es el punto de la esfera celeste diametralmente opuesto al cenit, se llama también "nadir" y simboliza el lado de la personalidad más oculto, es decir, nuestras raíces, nuestra cuna y aquellos sentimientos que no son siempre visibles a primera vista.

La cuarta Casa tiene que ver con el mundo del subconsciente, la base emocional, la tradición familiar y, en concreto, la madre como símbolo de protección y nutrición. Tiene una afinidad natural con el signo Cáncer y con la Luna, e indica el fin o la última parte de la vida, así como la muerte. Sin embargo, no muestra donde la causa o naturaleza de la muerte no esté predestinada. Los planetas en esta casa o en oposición a su cúspide, pueden significar desarrollo espiritual a través del rompimiento del hogar o de los sentimientos y emociones.

Casa VIII, Casa de la expansión de la vida
Ayur o *Mrityu bhava*

La Casa VIII corresponde a la vida, la longevidad, la muerte, los seguros, los beneficios legales, las finanzas de la pareja, el dinero por parte de la pareja (incluyendo la alimentación), los accidentes, las enfermedades crónicas y de larga duración, las desgracias, los infortunios, la intuición, las ciencias ocultas, los asuntos secretos, la fuerza sexual y las enfermedades venéreas. Es una Casa *dusthana* o maléfica. Los planetas en la Casa VIII sufrirán y también afectarán las casas que rigen. Los problemas indicados por ella serán intensos.

Ayur significa "vida" y "longevidad"; *Mrityu*, "muerte". La Casa VIII gobierna la forma y la causa de la muerte, debido a que puede destruir cualquier elemento que entre en contacto con ella. A la vez, junto con la Casa III, está relacionada con la vida. Una buena Casa VIII otorga longevidad y una Casa VIII débil da como resultado una vida corta. Si es poderosa, indica que la persona será muy energética y llena de vida; es la Casa del *Ojas*, la esencia ayurvédica de la longevidad, el rejuvenecimiento, la fortaleza y la procreación.

Entre otras cosas, esta Casa rige el dinero de la pareja. Por lo tanto, se observan en ella los problemas que se pueden manifestar en el matrimonio en relación a los ingresos. También señala pérdidas, disoluciones, herencias, aspectos legales, pensiones, donaciones, accidentes, suicidios o las muertes trágicas o inesperadas; las miserias, los infortunios, las penas, las preocupaciones y las desgracias de diferentes niveles. Representa lo oculto, lo desconocido, lo misterioso, las áreas oscuras de la vida y la mente, los karmas negativos y difíciles, la energía y la atracción sexual, así como el magnetismo que se ejerce sobre otras personas.

Si esta Casa es fuerte puede otorgar también conocimiento de la mente y sus potenciales ocultos; habilidad para las matemáticas y las ciencias; despertar de los poderes psíquicos y las facultades paranormales; gran intuición; conocimiento de secretos, astrología, tantra y esoterismo; destreza en el Yoga y el control de la mente y el cuerpo astral; así como el logro del *Moksha* o la liberación espiritual.

El poder de la mítica *Kundalini*, ese enorme poder sexual y espiritual latente, se incrementa en ella. Además, la Casa VIII está relacionada con la intensa transformación y purificación del mal karma del pasado, lo cual es muy necesario para el despertar espiritual, aún cuando el proceso es generalmente doloroso.

Casa XII, Casa de los gastos
Vvya bhava

La Casa XII corresponde a los gastos, el desperdicio, los infortunios, la salvación, la liberación final, el estado del alma después de la muerte, las comodidades de la cama y la vida sexual; también a los enclaustramientos, los hospitales, las prisiones, los enemigos secretos, los lugares desconocidos, las tierras lejanas y la vida en países extranjeros. La razón es que, al tratarse de la Casa de los gastos, cualquier conexión con ella automáticamente se convertirá en gastos o deudas.

En esta Casa también se deben considerar los hospitales, los templos, las restricciones, los exilios, las pérdidas, los impedimentos, las limitaciones de uno, las extravagancias y las decepciones. Es la última de las Casas, por lo tanto representa los finales, la disolución, el momento en el que se pierde la individualidad y el ego y todo retorna nuevamente a su fuente. Representa aquello de lo cual necesitamos desapegarnos y renunciar en esta vida, y también a nuestra principal fuente de gastos, o a los objetos perdidos.

Es la Casa de *Moksha* o liberación del ciclo de nacimientos y muertes, pero también representa la liberación del dolor y de los apegos materiales para retornar al origen de donde proviene el alma, la pura conciencia o Dios. En ella se evidencia lo opuesto al materialismo, lo material se disuelve y la consciencia retorna a su origen o Dios.

Se trata de una Casa relacionada con los monjes, las personas que buscan a Dios y la iluminación, la capacidad de desapegarse de la ilusión material para volverse uno con la divinidad. Del mismo modo, alude a la caridad, el dar, la generosidad, las organizaciones sin fines de lucro, las acciones filantrópicas hechas sin ninguna expectativa de recompensa material o personal, el deseo de estar en lugares apartados fuera del mundanal ruido, los *ashrams* o monasterios, los sitios de oración y meditación, así como las experiencias espirituales y místicas.

Los planetas ubicados en la Casa XII tienden a perder su fuerza y capacidad para expresar su energía en un nivel concreto o material, aún cuando ellos pueden ser muy favorables para las prácticas espirituales o para el éxito en países extranjeros.

La Casa XII representa también a las personas extranjeras, los viajes largos, el comercio exterior, las importaciones y exportaciones, el turismo, las agencias de viajes y los lugares de aislamiento y reclusión (hospitales, cárceles, monasterios, entre otros). También se relaciona con la vida en la naturaleza, fuera del ruido y de la excitación de las ciudades.

Los doshas, sus signos, sus planetas y sus Casas

El Cosmos puede estar inclinando la balanza en agravar la fuerza de nuestro *dosha* o, por el contrario, disminuirla. En el siguiente recuadro se aprecian las distintas relaciones entre los elementos de la Astrología Védica:

Doshas	Vata	Pitta	Kapha
Rashis o Signos (en fuerza decreciente)	Géminis Acuario Libra Virgo	Aries Leo Sagitario Capricornio	Tauro Cáncer Piscis Escorpio
Grahas o Planetas	Saturno Rahu Mercurio	Sol Marte Ketu	Luna Venus Júpiter
Bhavas o Casas	III VI VII XI	I V IX X	II IV VIII XII

Una despedida para volver a empezar

Unir (que, al fin y al cabo, eso es lo que significa *Yoga*), *Ayurveda y Astrología* es unir el microcosmos con el macrocosmos. Lentamente es posible notar, cada vez con mayor fuerza, la relación que existe entre ambos. Con igual fluidez, será posible entender, razonar y finalmente intuir que el Cosmos puede influir aumentando o disminuyendo la fuerza de los *doshas*, ya que en definitiva *estos doshas* están compuestos por los mismos elementos que los astros.

Así como el macrocosmos se expande, también su comprensión final se aleja cada vez más. Hace no mucho tiempo la ciencia estaba segura de que el espacio estaba acá nomás, en el cielo. Ahora sabemos que el espacio es inalcanzable, que está unido al tiempo, que está lleno de prana cósmico, cuantos, cuerdas y entramados energéticos que se expanden cada vez más. Y tenemos idea que en el Universo no se encuentran sólo nuestras tres dimensiones cotidianas (arriba-abajo, atrás-adelante, derecha-izquierda) y la cuarta (espacio/tiempo), sino que existen incontables dimensiones que nos dejan perplejos y de las cuales poco sabemos aún.

Nuestro recorrido a través de este espacio estuvo acompañado de los *doshas* y de los astros. Por eso, si los astros coinciden, entonces nos veremos una vez más con *Ayurveda y Psicología* y *Ayurveda y Tantra*, los próximos libros. Se trata de temas tan extensos que, tal cual sucede con la Astrología, define en gran parte quiénes somos, cómo nos comportamos, cuál será el camino que debemos seguir en esta vida.

La mente es la responsable de la mayoría de nuestras enfermedades; el estrés no proviene del exterior sino que es fabricado por nosotros mismos, a partir de la manera en que interpretamos el mundo.

No hay que temer en cambiar de opinión, ya que cambiar de opinión también significa aprender.

Al ver las cosas desde otra forma, cambian las cosas.

Al fin y al cabo, todo depende de la manera en que miremos las cosas, todo depende del observador.

Me despido con amor y paz,

Fabián Ciarlotti
fabianciarlotti@fibertel.com.ar
fabianciarlotti@hotmail.com

ÍNDICE